# 肿瘤经方门径

陈滨海自题

20首经方治疗肿瘤心悟

陈滨海 著

全国百佳图书出版单位

中国中医药出版社

·北京·

**图书在版编目（CIP）数据**

肿瘤经方门径：20 首经方治疗肿瘤心悟 / 陈滨海著 . —北京：
中国中医药出版社，2022.10（2023.6 重印）
ISBN 978-7-5132-7798-3

Ⅰ . ①肿… Ⅱ . ①陈… Ⅲ . ①肿瘤－经方 Ⅳ .
① R289.2

中国版本图书馆 CIP 数据核字（2022）第 165424 号

---

**中国中医药出版社出版**

北京经济技术开发区科创十三街 31 号院二区 8 号楼
邮政编码　100176
传真　010-64405721
河北品睿印刷有限公司印刷
各地新华书店经销

开本 880×1230　1/32　印张 9.5　彩插 0.25　字数 184 千字
2022 年 10 月第 1 版　2023 年 6 月第 2 次印刷
书号　ISBN 978 – 7 – 5132 – 7798 – 3

定价　39.00 元
网址　www.cptcm.com

**服 务 热 线　010–64405510**
**购 书 热 线　010–89535836**
**维 权 打 假　010–64405753**

微信服务号　**zgzyycbs**
微商城网址　**https://kdt.im/LIdUGr**
官 方 微 博　**http://e.weibo.com/cptcm**
天猫旗舰店网址　**https://zgzyycbs.tmall.com**

如有印装质量问题请与本社出版部联系（010-64405510）

仲景之书薄，寥寥几万言。

仲景之书厚，使无数医者尽折腰。

故曰：仲景之门常开，非曰不入，而是难入。

吾有志于兹，试以仲景方治肿瘤。

非曰能愈之，愿学焉。

陈滨海与诸君共勉之

庚子冬日

人命至重 有貴千金
一方濟世德逾於此

陳濱海 雅正

葛琳儀

国医大师 葛琳仪 题

# 自　序

噫！癌瘤之多矣，害人也广！人皆骇然听其名。然癌瘤者，自古有之，非今世之病也。如《内经》有"昔瘤""肠覃""石瘕""癥瘕""癖结""噎膈"等录述。余业癌瘤之学多年，深知癌瘤之为病，为医家之大难关，若能有攻克之道，则医道近仙矣。然博览历代先贤之书，记述完备而行之确效者，寥若晨星。余思之良久，学医者，须研经读典。经典者，万世之经纬、不变之典范也。世以《内经》《伤寒论》《金匮要略》《神农本草经》为四大经典，而仲景独占其半。窃以为可从仲景书入手，而仲景书有论有法、有方有药，或将有得焉！

余素好仲景之学，无奈乎仲景之学深若沟壑，余谓之非绳索则莫能适其底。此绳索者，恒心也。于是之，余专究仲景之学为主，各家之学为辅，以求入得仲圣医门之道。余观夫仲圣之书，非专治伤寒及杂病也，其中亦夹杂不少癌瘤之治法方剂者。如《金匮要略·五脏风寒积聚病脉证并治》中说："积者，脏病也，终不移；聚者，腑病也，发作有时，展转痛移，为可治。"此中"积聚"大类肿瘤也。另如仲景下瘀血汤、大黄䗪虫丸、桂枝茯苓丸、鳖甲煎丸等皆化瘀消积之剂，皆合癌瘤之治，非但其方之配伍精妙，其方之理亦合癌瘤之机要。

余生于医学世家，自幼受家父熏染，向有岐黄之志。程钟龄曰："医道精微，思贵专一，不容浅尝者问津；学贵沉潜，不容浮躁者涉猎。"余虽不敏，但自弱冠习医以来，唯不敢懈怠，故孜孜不倦，探赜索隐，凡遇有未通明之处，则尽夜不眠，似有所失，恍然得之一二者，则启灯记录，以恐夜长梦多。今返而观之，记录之言已然成册矣。余慎思之，明辨之，数易其稿，凡三载有余，此书乃成。

门径者，入门之路径也。何以入治肿瘤之门？窃以为从经方入手，亦是一途。王安石曰："学者不可以不深思而慎取之也！"余之所论皆学之所思而慎取之也，非拾人涕唾之言，读者阅余书则可见余对仲景方之思考，不论得失，冀有裨益。所不安者，唯心有余而力不足，书中脉案，有效验亦有不验者，其中谬误之处，亦在所难免，望读者能"深思而慎取之"。庄子曰："吾生也有涯，而知也无涯。以有涯随无涯，殆已。"书中诸多言论，多年后或成今是而昨非之言，此学术发展之道也。后之视今亦犹今之视昔，故敬请读者批评指正，余不胜感激！

拙作付梓，煞费辛劳，承蒙中国中医药出版社张钢钢老师悉心指导，特此致谢！

陈滨海于杭州巽溪斋

2022 年 8 月 1 日

# 目 录

上篇·攻法门径

中篇·补法门径

下篇·和法门径

上篇

——

攻法门径

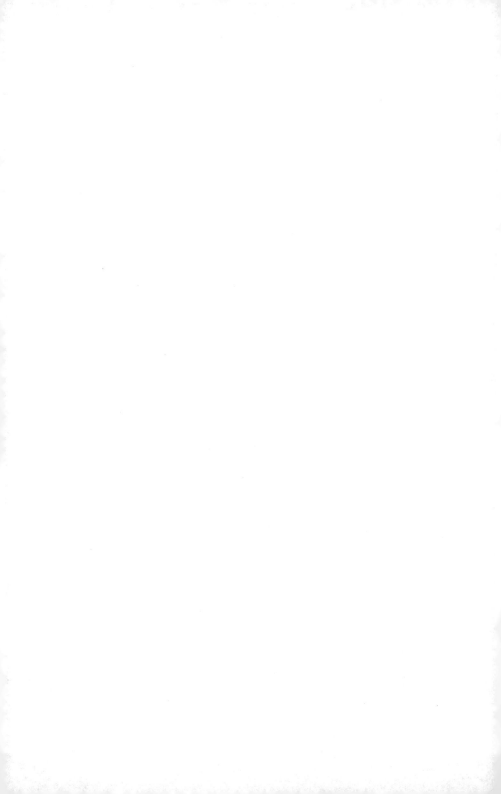

# 一、当归贝母苦参丸
## ——从痰瘀互结看肿瘤的核心病机

### 1. 从《灵枢·百病始生》说起

很可惜古人对于肿瘤的治疗没有形成一整套系统的理论或相关的专著供我们参考，但古人对于类似于恶性肿瘤零星的记载以及认识，哪怕是寻章摘句，也都有助于我们进行更深入的研究或给我们的临床诊治提供思路。

《灵枢·百病始生》的这段话对于当今认识恶性肿瘤的病因病机有着很好的启发。

"黄帝曰：积之始生，至其已成，奈何？岐伯曰：积之始生，得寒乃生，厥乃成积也。黄帝曰：其成积奈何？岐伯曰：厥气生足悗，悗生胫寒，胫寒则血脉凝涩，血脉凝涩则寒气上入于肠胃，入于肠胃则䐜胀，䐜胀则肠外之汁沫迫聚不得散，日以成积。卒然多食饮则肠满，起居不节、用力过度则络脉伤。阳络伤则血外溢，血外溢则衄血；阴络伤则血内溢，血内溢则后血。肠胃之络伤则血溢于肠外，肠外有寒，汁沫与血相搏，则并合凝聚不得散而积成矣。卒然中外于寒，若内伤于忧怒，则气上逆，气上逆则六俞不通，温气不行，凝血蕴里而不散，津液涩渗，着而不去而积皆成矣。"

从该段条文的论述来看，此处的"积"与腹腔肿瘤非常吻合，类似于胃肠道的肿瘤，而"积"的发生与"寒"有着非常密切的联系。

"积之始生，得寒乃生"，这里有一个非常重要的问题，就是"寒"在这段话中是狭义的"寒"还是广义的"寒"？如果只是一个狭义的"寒邪"，那我们用温寒药就可以解决问题了。

很显然，肿瘤的病因绝非一个六淫之"寒"就能解释，此处的"寒"字无疑是一个广义的概念，指的是各种邪气。而我们从文义和行文的逻辑关系可以看出下文出现的"寒气"和"寒"指的才是狭义的寒邪。因此，此处的"寒"包括了"厥气""卒然多食饮""起居不节""用力过度""寒气""卒然中外于寒"和"若内伤于忧怒"等几个方面。在这里，"厥气"不是指寒气，而是指上逆之气、乖戾之气，如《素问·阴阳应象大论》所云："厥气上行，满脉去形。"

总之，以上所指出的"积"的病因，包括了中医病因学中的六淫、七情、饮食、起居、劳伤等方面。

这段论述给我们的另一个重要信息是它细述了肿瘤的发生发展过程，可以认为这是对于肿瘤发病病机的认识。如果从病机角度看，这段话至少包括了"血脉凝涩""汁沫迫聚不得散""络脉伤""汁沫与血相搏，则并合凝聚不得散""六俞不通，温气不行，凝血蕴里而不散，津液涩渗，着而不去"几个方面。这对我们认识肿瘤是不无裨益的。

从中我们不难总结出三个方面的病机：首先是血瘀，如"血脉凝涩""络脉伤"和"凝血蕴里而不散"等论述。其次是痰凝，如文中"汁沫迫聚不得散""津液涩渗"等即是津液异常停聚而成痰患。最后是"汁沫与血相搏"，如笔者认为最后的这点非常重要，可谓点睛之笔，这条病机是对前两者病机的综合和升华，"汁沫与血相搏"即痰瘀互结。肿瘤的形成，也必然要痰瘀互结之后乃能成积。

## 2. 痰瘀互结最为关键

可见，痰瘀互结对于肿瘤的形成有着至关重要的作用。

这个观点影响至深，后世医家对于肿瘤形成的认识也多从痰瘀互结入手。如《诸病源候论·痰饮病诸候》云："诸痰者，此由血脉壅塞，饮水积聚而不消散，故成痰也。或冷，或热，或结实，或食不消，或胸腹痞满，或短气好眠，诸候非一，故云诸痰。"《景岳全书》云："凡汁沫凝聚旋成癥块者，皆积之类，其病多在血分。"《医学正传》也谓："自积成痰，痰挟瘀血，遂成窠囊，此为痞痛、噎膈、翻胃之次第也。"《血证论》对痰血的关系更有明确的论述："血积既久，其水乃成。""痰水之壅，由瘀血使然。"说明痰和瘀这两者没有固定的先来后到的关系，都可以由此及彼。

从临床实际看，肿瘤毕竟是一个实质性的包块，具有较强的硬度，属于有形之物。在临床中，有经验的外科医生在手术时摸一摸就能大致判断是不是恶性肿瘤或肿瘤恶性的程度如何。在中医学病因病机里，痰和瘀都是有形之病邪，凡是实质性的东西，不是痰湿就是瘀血，这个是比较明确的（这里我们除外结石）。

所以，痰瘀互结作为肿瘤基础病机里至关重要的一条，是毋庸置疑的。

至于是如何形成痰瘀互结的，或哪些因素促使痰瘀互结的发生，以及痰瘀互结在肿瘤的病理过程中发挥什么样的作用，这就非常复杂了。

### 3. 无痰瘀，不成形

这里有必要提一下"毒"。

《说文解字》："毒，厚也。"即程度重之意，这应该是毒的本意。《古书医言》："邪气者，毒也。"《辞源》："物之能害人者皆曰毒。"此"毒"应作"邪"解。此处"邪"之意，已经可以引申到中医学中了。

其实，古人已经认识到毒与恶性肿瘤的关系。如巢元方在《诸病源候论》中论及"反花疮"时说："由风毒相搏所为。"结合其症状的描述，很似皮肤癌，明确揭示了毒与恶性肿瘤的直接关系。

毒邪致病具有依附性、从化性、广泛性、剧烈性和变证多端的临床特点。宋代杨士瀛在《仁斋直指附遗方论·卷二十二·癌》中说："癌者上高下深，岩穴之状，颗颗累垂……毒根深藏，穿孔透里，男则多发于腹，女则多发于乳或项或肩或臂，外症令人昏迷。"这是对某些恶性肿瘤临床特点的论述，不但描写了癌的症状特点，而且用"毒根深藏，穿孔透里"8

个字点明了恶性肿瘤的病机病势特点，符合大多数恶性肿瘤的发展情况。

目前，国内大多医家皆认为，癌的形成与毒不无关系。如国医大师周仲瑛教授认为癌邪为患，必夹毒伤人，从而提出"癌毒学说"。

但毒是一种无形的东西，对于肿瘤的成形性来讲，必然不是直接的病机。

因此，笔者认为痰瘀互结是为肿瘤的核心病机。因为，肿瘤作为一种实体包块，它的成形性必然决定了其痰瘀性。《内经》讲："阳化气，阴成形。"痰瘀本来就是属于阴物，因此可以说"无痰瘀，不成形"。因此，针对实体肿瘤成形性痰瘀互结的核心病机，化痰祛瘀法就是消除肿瘤成形性的关键治法之一。而"毒"作为肿瘤恶性属性的根本要素，解毒法则是去除恶性肿瘤"毒"要素的对应治则。

接下来，如果我们顺着这个思路来看看当归贝母苦参丸，就会惊奇地发现这个方子很有意思，真可谓是平淡中见珍奇。

## 4. 三法合一

当归贝母苦参丸出自《金匮要略·妇人妊娠病脉证并治》："妊娠，小便难，饮食如故，当归贝母苦参丸主之。当归贝母苦参丸方：当归、贝母、苦参各四两，男子加滑石半两。上三味，末之，炼蜜丸如小豆大，饮服三丸，加至十丸。"

该方原文是治疗妇人妊娠而小便不利的主方。正如《金匮玉函经二注》言："小便难者，膀胱热郁，气结成燥，病在下焦，不在中焦，所以饮食如故，用当归和血润燥。《本草》贝母治热淋，乃治肺金燥郁之剂，肺是肾水之母，水之燥郁，由母气不化也。贝母非治热，郁解则热散；非淡渗利水也，其结通则水行。苦参长于治热，利窍逐水，佐贝母入行膀胱以除热结也。"

原文"饮食如故"，说明本方之主治不在中焦。孕妇小便不利主要有两个方面原因，一则胎儿压迫膀胱，二则泌尿道感染。《神农本草经》说苦参主"溺有余沥"，说贝母主"淋沥邪气"，很显然是侧重于"小便难"。

这个处方寥寥3味药，但是对于肿瘤的治疗而言，它的配伍实在是太精妙、太具有指导意义了。

从本方所体现的组方思路来看，我们不难发现本病的病机是痰湿和瘀血两个方面。贝母是化痰散结的要药，当归则入血分而活血养血。苦参在仲景方中往往治疗下焦的疾病，如主治"蚀于下部则咽干"的苦参汤就是治疗下焦狐惑病。而在本方中苦参可以看作是一味对症药，有清热解毒祛湿的作用，可以直接改善症状。

但《神农本草经》载苦参"味苦寒。主心腹结气，癥瘕积聚，黄疸，溺有余沥，逐水，除痈肿，补中，明目，止泪"。很显然，苦参本身就可以治疗"心腹结气，癥瘕积聚"，能"逐水"，说明苦参具有化瘀血、逐痰水的作用，而这跟肿瘤发生的病机又是不谋而合，尤其是下焦的肿瘤比如膀胱癌、子宫内膜癌、前列腺癌等。

同时，《日华子本草》中言当归"治一切风，一切血，补一切劳，破恶血，养新血及主癥癖"，同样也具有治疗"癥癖"的作用，而且还可"养新血"，所谓祛瘀而不伤正是也，治疗肿瘤可谓攻补兼备。

而贝母在《神农本草经》中有主"淋沥邪气，疝瘕"的作用，在《名医别录》记载："主治腹中结实。"可见，贝母也有很好的化痰散结的作用。这里的贝母，我们可以选择浙贝母，因为浙贝母有更好的散结作用。名方消瘰丸就是以浙贝母入方，取其化痰散结之功效。

实验研究也显示，这3味药皆有一定的抗肿瘤作用，相关文献在此不赘述。如果我们从中医理论出发来考虑，实验研究显然不能给我们带来实质性的处方变革，但作为临床用药的一个参考，我认为多一个用药证据，还是有可取之处的。所以，笔者日常临床对于个别中药的运用亦会参考实验研究的结果。同时我们从另外一个角度来看，大多中药或中药复方的实验研究基本也是建立在临床有效的基础上再去探索验证的。

这样，方中的苦参清热解毒、燥湿散结，当归化瘀养血，浙贝母化痰散结，对于肿瘤痰瘀互结成积的病机可谓非常中的。所以，笔者认为本方立法组方的精妙可以给恶性肿瘤的治疗提供很好的思路。当归贝母苦参丸3味药，可以理解为三法合一：一者，化瘀法；二者，化痰法；三者，解毒法。恶性肿瘤的治疗，此三法是最为紧要的，也是历代医家反复运用且行之有效之常法。

### 5. 治疗下焦肿瘤

笔者在临床上主要将当归贝母苦参丸用于治疗下焦的肿瘤性疾病，如膀胱癌、妇科肿瘤、前列腺癌、直肠癌等，当然也包括良性疾病，比如前列腺增生、泌尿道感染、生殖道感染等，临证之时可以在此方基础上进行加减出入。

当归贝母苦参丸的主要方证为下腹部肿瘤（含切除术后），小便不利，下腹坠胀，胃纳尚佳，舌质偏老或偏红，脉弦或弦数。

**案例**　朱某，男,68 岁,退休工人。2015 年 2 月 6 日初诊。

患者为前列腺癌术后半个月，诉尿频、尿急、排尿不畅，伴有会阴及腰骶部坠胀不适，神色稍衰，口苦，大便尚调。诊之舌质红，苔薄白微腻，脉弦。化验尿常规示有白细胞、红细胞。思之，患者久为痰瘀之体，手术之后，络脉损伤，痰瘀停滞，故有上述症状，予以当归贝母苦参丸加味治之。

处方：当归 15g，浙贝母 15g，苦参 12g，滑石 30g（包煎），土茯苓 30g，瞿麦 15g，萹蓄 15g。7 剂，水煎服。

1 周后复诊，症状大减，予以前方合二妙散、补中益气汤加减调治数月以兹巩固。

### 6. 临证化裁的必要性

苦参这味药，口感不是太好。偶见患者递于笔者于别处就诊的处方，苦参用量达 20g，甚至更大，而患者诉药味极苦，药后胃脘久久不适，甚或呕恶、嗳气不止。可见苦参苦寒较甚，极易伤胃，故临证时应小心处置，否则药汤不进，焉有破疾之机。

若有条件者，本方适合制成丸剂常服，因为仲景原方就是丸剂。

笔者发现，仲景方中有一些味道极差的方剂往往改成丸剂口服。除本方外，乌梅丸、皂荚丸、乌头赤石脂丸、己椒苈黄丸等亦是如此。

笔者临床上苦参常用剂量为 6 ～ 12g。如果患者中焦较为亏虚，则用小量；若中焦有力且无胃肠道症状，则放心用至 12g，同时还可以加生姜、大枣予以监制其苦寒败胃之弊。

清代刘一仁《医学传心录·病因赋》曰："看方犹看律，用药如用兵，机无轻发，学贵专精。"临证化裁，如量体裁衣。

**案例** 邵某，女，75 岁，教师退休。2015 年 6 月 3 日就诊。

患者 1 年余前因腹胀不适就诊。查 B 超提示卵巢占位，中等量腹盆腔积液。考虑为卵巢恶性肿瘤，予以手术减瘤治疗，术后予以紫杉醇联合卡铂化疗。然患者化疗 1 周期后，体质每况愈下，神疲乏力，恶心呕吐，终日不适，遂拒绝再次化疗。余诊之，见患者情绪低落，面色无华，少气懒言，诉纳谷不馨，食之则饱，而兼有下腹坠胀不适、小便淋漓之苦。舌淡苔腻，脉弱滑。考虑为术后、化疗后损伤脾胃，湿浊内生，予以平胃散加党参、茯苓治之。7 剂药后，诉胃纳好转，精神改善。

遂予以当归贝母苦参丸加减，

处方：当归 15g，浙贝母 12g，苦参 6g，滑石 30g（包煎），土茯苓 15g，桂枝 9g，炒丹皮 12g，茯苓 60g，太子参 15g，重楼 10g，猫人参 30g，大枣 15g，生姜 12g。7 剂，水煎服。

药后诸症减轻，予以前方加减治疗，时而合用逍遥散，时而合用六君子汤等。调治 1 年余，患者多次复查卵巢肿瘤未见明显增大。

当归贝母苦参丸的主要适应证为下腹部肿瘤，尤其适合于泌尿生殖系统肿瘤。此类肿瘤从病位上看，主要位于下焦，处于阴位，容易感受湿邪，正所谓湿性趋下而易袭阴位。《素问·太阴阳明论》明言："伤于湿者，下先受之。"因此，笔者常合用二妙散、五苓散、八正散等方。当然，也可以选择一些抗肿瘤类的渗湿类药物，如土茯苓、猪苓、龙葵、半边莲、虎杖、薏苡仁等。

当归贝母苦参丸毕竟药味较少，攻癌力量有限，治疗肿瘤这样的慢性病有时不甚合适，因此笔者用此方治疗肿瘤时常常合方使用。

若用于治疗下焦肿瘤术后无肿瘤负荷的患者，治疗目的在于预防复发，故可以选本方为基础，合用扶正类方剂，如八珍汤、补中益气汤、薯蓣丸等。

若治疗膀胱癌术后并发症，以膀胱刺激征为主要表现时，可以径直使用本方，也可合用血府逐瘀汤或八正散以加强理气、活血、通淋之功。

治疗下腹部肿瘤晚期带瘤生存的患者时，若虑此方攻癌力弱，可适时合用抵当汤、止痉散等；若虑扶正力弱，可适时合用六君子汤、当归补血汤等。

治疗晚期膀胱癌时，常合用小蓟饮子、桂枝茯苓丸、八正散等；若患者尿血较重时，可合用犀角地黄汤。

**案例** 熊某，男，50 岁。

病属肾癌晚期，肾造瘘术后。造瘘管中全程血尿，性情急躁；腰部有转移性肿瘤一枚，如拳头大，感疼痛，痛时不能转侧。大便秘结，诉一周未有大便下行，口苦口干，喜冷饮。舌红绛如血，脉实而数。考虑为血热证，拟结合温病法度，以当归贝母苦参丸合犀角地黄汤加减。

处方：当归 10g，浙贝母 10g，苦参 10g，滑石 24g(包煎)，水牛角 30g(先煎)，生地黄 30g，生白芍 15g，牡丹皮 10g，生甘草 6g。5 剂，水煎服。

临证时告知患者此药口感颇苦，饮汤需注意。结果患者服药时一饮而尽，毫无皱眉之相，诉此药非但不苦，反而饮后有丝丝甘甜回味。笔者临证多年，如此实热之人非常少见。笔者思之，或许与我长期从事肿瘤科临床有关，而肿瘤患者多以虚为本，而实热不甚，然问之感染、呼吸相关同道，亦言纯实热证不多，如绛红舌之类亦是非常少见。

二诊时，患者不但血尿减轻，大便亦较前略畅快。效不更方，拟前方出入。

处方：当归 10g，浙贝母 10g，苦参 10g，水牛角 30g（先煎），生地黄 30g，生白芍 15g，赤芍 15g，牡丹皮 10g，玄参 12g，生甘草 10g。5 剂，水煎服。

服后患者红绛舌已消失不见，大便日行一次，疼痛亦有所减轻。经 1 月诊治，患者肉眼血尿消失，病情稳定。

# 二、白虎加人参汤
## ——肿瘤患者发热不忌大剂量石膏

### 1. 白虎说象

白虎加人参汤,治伤寒也好,学温病也罢,为必学之方。

什么是白虎?为什么取名白虎?

首先来看看四象是什么。四象最早源于《易》的记载。易传四象与星宿四象相互融合,青龙少阳主春,白虎少阴主秋,玄武老阴主冬,朱雀老阳主夏。中国古代将天空分成东、北、西、南、中区域,称东方为苍龙象、北方为玄武象、西方为白虎象、南方为朱雀象,是为"四象"。战国曾侯乙墓出土漆箱上的绘画就已有完整记述。

那么西方少阴之象就是白虎,是西方七宿的合称(奎、娄、胃、昴、毕、觜、参),它的象征含义为庚辛与秋季,四象合于五行,西方白虎又多了象征五行中金行的意义。

《援神契》曰:"王者德至鸟兽,则白虎动。"《感精符》云:"国之将兴,白虎戏朝。"说明古人将四象直接用于指导治国之道。既然可以用于治国平天下,那么对于治疗人体的疾病必然有其指导意义。以身体比国体,为古时常喻。疗体之伤,如国之痼,国之百官,犹身之五官,君犹元首,民犹四体。此之谓也。

秋金当令而炎暑自解。王孟英《温热经纬》引方有执语："白虎者，西方之金神，司秋之阴兽。虎啸谷风冷，凉风酷暑消，神于解热，莫如白虎。"所以，白虎汤可以清热。

而白虎汤的主要药物是石膏，《药品化义》称石膏为白虎，故有此名。笔者认为，此说最有理。

## 2.发热辨证勿与西医相混

发热是肿瘤患者常见的症状。有报道显示，肿瘤患者约2/3在病程中会伴有发热。其实这个说法还显得保守，实际在临床上的肿瘤晚期患者基本没有不发热的，而且很多晚期肿瘤患者最终都死于感染。一般情况下，发热的诊断和处理并不困难，但有时发热是肿瘤患者的首发或主要症状，甚至是唯一表现，诊断上可能就甚为棘手。

发热大致可分为感染性和非感染性两大类。感染性发热大多因于肿瘤患者免疫功能低下，再加上放疗、化疗所造成的骨髓抑制，使白细胞生成减少及肿瘤局部压迫、梗阻、坏死等致使肿瘤患者容易合并感染而发热。如肺癌阻塞可引起阻塞性肺炎和肺不张，晚期乳腺癌、直肠癌破溃合并细菌感染，消化道肿瘤梗阻以致吸入性肺炎、腹腔感染等。非感染性发热大多属于癌性发热，由癌组织分解代谢产物等原因引起。

中医学可以将感染性发热与癌性发热大致归属于外感发热与内伤发热。外感发热由六淫及疫毒所致，正邪相争发热，或寒邪入里化热，或温热之邪由表及里等；内伤发热是气血阴阳亏虚，脏腑功能失调，郁而发热等。

值得一提的是，癌性发热属于肿瘤的疑难杂症，治疗较为棘手。西医主要是对症处理，应用非甾体类抗炎药或激素退热。笔者认为，中医药在癌性发热的治疗上具有独特的优势。

这里需要明确一点的是，癌性发热是西医的诊断名称，中医临床需要抛开西医诊断的束缚。我们往往会认为，有感染灶的属于外感发热，没有感染灶的属于内伤发热。但癌性发热不能因为没有感染灶而直接与内伤发热等同，同样肿瘤患者的感染性发热不能因为有感染灶而等同于外感发热。在中医辨证癌性患者伴有发热时，仍需要先辨别是外感发热还是内伤发热，因为中医辨别外感发热与内伤发热是从致病原因、发病特点、病程长短和临床表现等方面进行综合辨别的。这个概念不能混淆。换句话说，癌性发热亦可以见于外感发热，而肿瘤感染性发热亦可以见于内伤发热。因此，癌性发热当然可以用治疗外感的方剂来治疗，比如桂枝汤、小柴胡汤、白虎汤等。

## 3. 方证特点

白虎汤类方在癌性发热中有一定的应用机会，一般以白虎加人参汤、竹叶石膏汤及桂枝白虎汤常用。特别是白虎加人参汤，其方证热盛伤阴的病机与某些肿瘤性发热的病机正好吻合。

《伤寒论》中白虎加人参汤最重要的条文有 2 条："服桂枝汤，大汗出后，大烦渴不解，脉洪大者，白虎加人参汤主之。""伤寒，若吐、若下后，七八日不解，热结在里，表里俱热，时时恶风，大渴，舌上干燥而烦，欲饮水数升者，白虎加人参汤主之。"

2条都提示该方证是误治之后出现伤津耗气的虚证，与白虎汤证有异。而肿瘤患者的发热，不管是合并感染的发热，还是肿瘤晚期的癌性发热，都以虚为本。比如癌性发热，属于排他性诊断，一般发病较久之后才诊断为癌性发热，同时往往经过了多种抗感染、非甾体类抗炎药治疗无效之后才考虑的。而不恰当地应用抗感染和非甾体类抗炎药治疗，不仅败胃伤气，同时也耗伤阴液。

白虎加人参汤，正是因为多了一味人参，而显得意味深长。癌性发热一般见于肿瘤晚期，而肿瘤患者到晚期一般都有虚象，人参恰恰有很好的补虚作用。此外，肿瘤患者出现类似纯阳明病发热的概率并不是很高，应用白虎汤的机会并不多，反而白虎加人参汤显得更加合适。

这类患者的特点：通常见于肿瘤晚期伴较高肿瘤负荷者，往往体质尚壮，反复发热，时间较久，发热如潮，体温可自行下降，其热势不一定很高，也可为低中度热，而同时有伤津或伤阴的现象存在，表现为口干喜饮，胃纳尚可，一般大便偏干，小便偏短赤，舌质偏红、偏干，舌苔一般不甚厚腻，脉尚有力。

### 4. 此方重在石膏之妙

**案例** 患者陈某，男，54岁。因"阴茎癌术后2年，左侧腹股沟疼痛伴发热2月余"于2017年6月19日收住入院。

患者于2015年7月因发现阴茎前端肿物，约黄豆大小，无疼痛，遂就诊于当地医院，考虑阴茎恶性肿瘤。排除手术禁忌后，于2015年7月20日行"阴茎恶性肿瘤切除术"。术后病理（D15-16991）提示阴茎高分化鳞状细胞癌（大小2cm×2cm），浸润深度0.6cm。切缘（-）；左右腹股沟LN0/4；过程顺利，术后恢复可，后未予放化疗。3个月前，患者发现腹股沟肿块，当地医院查CT提示肿瘤复发，无手术指征，遂就诊于某医院，于2017年4月3日、4月27日行2周期DP方案（泰素帝130mg d1+顺铂40mg d1～d3）化疗。2017年5月11日复查腹盆腔CT：①左侧髂血管旁、腹股沟多发转移瘤，较前增大；②脂肪肝；附见左侧股静脉血栓形成，考虑下肢静脉血栓。肿瘤进展，手术难以切除。患者2月余前出现左侧腹股沟疼痛，伴发热，予以"羟考酮缓释片15mg"联合"西乐葆1#q12h（12小时1次）"止痛治疗，并于局部放疗，因患者无法耐受而停止，2017年5月26日行左侧腹股沟肿物穿刺引流。2017年5月31日胸部CT：双侧少许胸腔积液，附见脂肪肝。2017年6月12日下腹部CT：盆腔左侧占位伴左侧髂肌增厚，结合病史，首先考虑转移。患者为阴茎癌术后复发，放化疗失败，伴有头痛发热，遂收住入院。诊断：①阴茎恶性肿瘤（术后复发化疗后左侧腹股沟转移T4N3MX）；②左侧腹股沟肿块伴感染；③左下肢深静脉血栓；④高钙血症；⑤脂肪肝。

入院后查生化：K 3.05mmol/L，CRPS 84.3mg/L，ALB 30.9g/L。

血常规:WBC 13.0×10⁹/L, NE% 71.0%, HGB 84g/L, PLT 460×10⁹/L。
肿瘤指标:SCC 2.00μg/L。凝血功能常规:PTS 14.2 秒,PTR 1.23。
大便常规:隐血阴性。尿常规:隐血(±)。静脉彩超:左侧下肢股静脉血栓形成,左侧腘静脉内云雾状回声,右下肢深静脉血流通畅。患者 2017 年 6 月 23 日行左侧盆腔肿瘤介入栓塞化疗术,术后予头孢唑肟针抗感染 1 周,无明显消化道反应及骨髓抑制情况,但发热的症状始终不除。

2017 年 7 月 5 中医诊见:每日午后开始发热,体温最高 38.9℃,次日凌晨至晨起下降,有如潮汐,每日皆发热,但汗出之后体温便下降,口渴,口不苦,无恶寒,无目眩,胃纳尚可,小便利,大便干结,舌干黄燥,脉浮大有力。查体左侧腹股沟区可及一 5cm×3cm 肿块,局部肤温高,质软,有压痛;另见一陈旧性手术瘢痕,长约 5cm,愈合可;阴茎缺如,阴囊肿胀,尿道外口切口无红肿渗液。中医辨为肾岩翻花病,结合四诊,考虑为阳明经证。拟白虎加人参汤治之。

处方:党参 30g,甘草 20g,石膏 120g(先煎),知母 20g,山药 45g。5 剂,水煎服,每日 1 剂。

该患者病情异常顽固,反复发热且经多方治疗而不愈,可见病情之复杂。可喜的是,患者次日开始服用汤药,3 剂后体温便逐渐下降至正常,5 剂愈,遂出院。2 周后随访,热未再发。

白虎加人参汤原文用于阳明热盛、津伤气耗之证,或暑病见气津两伤者。其特征是在白虎汤证基础上突出烦渴不解、脉大无力,或兼见背微恶寒等。

《神农本草经》载石膏"味辛，微寒。主中风寒热，心下逆气，惊喘，口干舌焦，不能息，腹中坚痛，产乳，金疮"。说明石膏是一味清热药，不仅可以清表热，还可以清里热，从"中风寒热""口干舌焦"等症中即可得知。《名医别录》谓石膏"除时气头痛身热，三焦大热，皮肤热，肠胃中膈热，解肌发汗，止消渴烦逆，腹胀暴气喘息，咽热。亦可作浴汤"，明确指出了石膏具有"解肌"的功效，说明石膏不仅仅是一味清里热药。

因此，肿瘤患者某些证型的发热，若使用石膏，既可解表，又可清里，可谓有"双解"作用。

张锡纯在《医学衷中参西录》中记载的石膏粳米汤就是白虎汤的缩减版，用以治疗阳明发热轻症："治温病初得，其脉浮而有力，身体壮热，并治感冒初起，身不恶寒而心中发热者：生石膏二两（轧细），生粳米二两半。上二味，用水三大碗，煎至米烂热，约可得清汁两大碗，乘热尽量饮之，使周身皆汗出，病无不愈者。若阳明腑热已实，不必乘热顿饮之，徐徐温饮下，以消其热可也。"因此，石膏粳米汤可以看作是半个白虎汤，说明石膏在整个方剂中绝对是治疗发热的对证要药，不可或缺。

## 5. "口渴"是着眼点

在白虎汤中加人参，既清阳明之燥热，又能益气生津，可谓一举两得。按照张仲景的用药规则，添一药必当添一症。那么，本方较白虎汤添一味人参，其所添之症又当是什么呢？对此，不妨将这两张方子的原文做一番比较。从仲景条文来看，白虎汤各条文无一条谈到"渴"证，而白虎加人参汤条文则没有一条不涉及口渴的。

笔者认为，口渴与否是白虎汤证和白虎加人参汤证的最重要鉴别点。传统观点认为，白虎汤证有"四大症"，而笔者认为此"四大症"应该为白虎加人参汤证的"四大症"，因为仲景原文中对于白虎汤证的论述始终未出现口渴之类的描述，当然并不是否认白虎汤证无口渴。

《名医别录》载人参"调中，止消渴"。由此可见，白虎加人参汤是治白虎汤证兼口渴者。除了口渴外，脉象也是用此方的鉴别点。《伤寒论》第26条说"脉洪大"。故白虎加人参汤证的脉象总体是偏大的，这也是临床必须注意的一点。临床上，如果用党参代替人参，也是可以的，笔者常用剂量为党参15～30g，或人参9～15g。

同时，使用益气的人参对于大多肿瘤发病的病机也是多有吻合之处。

白虎加人参汤证的主症，从原文中可以清楚地知道，"渴"出现了5次，"欲饮水"出现了4次，其他如"烦"3次，"热或无大热"2次，"汗出""恶风""脉洪大"1次，其中"渴"和"欲饮水"意思相近，说明口渴是白虎加人参汤证中最重要的必然症，值得临床重视。

口渴一症，临床中无外虚实两端，虚者用天花粉、石斛、玉竹、花旗参之类皆可,实者则需石膏、知母。肿瘤患者出现口渴的概率非常高,较多的西医治疗措施如放疗、热疗、利尿剂等皆可引起口渴,临证时应首分虚实。

当然,在本方中发挥止渴作用的主要还是石膏这味君药。

《辅行诀脏腑用药法要》中记载:"小白虎汤:治天行热病,大汗出不止,口舌干燥,饮水数升不已,脉洪大者方。石膏如鸡子大(打,棉裹),知母六两,甘草(炙)二两,粳米六合。"与《伤寒论》的白虎汤组成基本同,所以它的适应证是可以参考的,说明白虎汤证可能也有口渴之症。

《药征》的这段论述可谓是点睛之笔,发人深思:"《名医别录》言石膏性大寒,自后医者怖之,遂至于置而不用焉。仲景氏举白虎汤之证曰无大热,越婢汤之证亦云,而二方主用石膏,然则仲景氏之用药不以其性之寒热也可以见矣。余也笃信而好古,于是乎为渴家而无热者,投以石膏之剂,病已而未见其害也;方炎暑之时,有患大渴引饮而渴不止者,则使其服石膏末,烦渴顿止而不复见其害也。石膏之治渴而不足怖也,斯可以知矣。"

## 6. 粳米的替代

方中粳米,其药性首载于《名医别录》:"主益气,止烦,止泄。"说明粳米是很好的补益脾胃的药物。

而《本草纲目》载:"粳米粥:利小便,止烦渴,养肠胃。"说明粳米具有止渴的作用,与白虎加人参汤证中的"渴"是很贴切的。

在《辅行诀脏腑用药法要》小补肺汤的方后注加减中有这么一段话："苦烦渴者，去细辛，加粳米半升；涎多者，加半夏半升（洗）。"说明，粳米确实有"止烦渴"的作用。

只可惜，粳米一般药房不备，若患者为汤剂代煎，尤其在病房里大多选择代煎，则笔者常用山药或薏苡仁代替。张锡纯曾谓："用白虎加人参汤时……恒用生怀山药一两以代方中粳米，盖以山药含蛋白质甚多，大能滋阴补肾，而其浓郁之汁浆又能代粳米调胃也。"

若患者略夹湿邪，则以薏苡仁代粳米。从药物生长的环境看，薏苡仁其实与水稻极其相似，两者皆需多水之地，皆为去壳之果实，故其药性亦有相似的地方。水谷能养人，薏苡仁亦能养人。其药性平和，药食同源，攻癌力量虽弱，但平淡之中往往见珍奇，适合久服，而无有败胃伤脾之流弊。

在白虎加人参汤处方中用薏苡仁替粳米的另一妙处，是薏苡仁尚有抗肿瘤之功。实验研究显示，薏苡仁提取物有较好的抗肿瘤作用，同时对改善肿瘤恶病质、提高患者免疫力有一定疗效。

恶性肿瘤患者适合长期服用薏苡仁。国医大师何任教授非常提倡肿瘤患者服食薏苡仁粥，处方：薏苡仁 60g，粳米 1 把，红枣 5～10 枚，每日煮粥服用，日久即有疗效。笔者临证时，常荐此方于患者，嘱经年食用，可作早餐，亦可作点心。患者服用几周后，往往反馈言食欲增加，胃脘舒适。

## 7. 石膏的剂量问题

《本草纲目》引王焘《外台秘要》语："治骨蒸劳热久嗽，用石膏文如束针者一斤，粉甘草一两，细研如面，日以水调三四服，言其无毒有大益，乃养命上药，不可忽其贱而疑其寒。"可见，石膏并非大寒之辈。

关于石膏用量的问题，民国盐山张锡纯的论述非常深入而且颇多阐发。笔者非常欣赏张氏的胆识和见地，从古至今，善用石膏者，莫过于张锡纯氏。

张氏誉石膏"为药品中第一良药，真有起死回生之功""治外感实热者，直胜金丹"，言："愚用生石膏以治外感实热，轻症亦必至两许；若实热炽盛，又恒重用至四五两或七八两，或单用或与他药同用，必煎汤三四茶杯，分四五次徐徐温饮下，热退不必尽剂。如此多煎徐服者，欲以免病家之疑惧，且欲其药力常在上焦中焦，而寒凉不至下侵致滑泻也。"张氏在其《医学衷中参西录》第六期第四卷瘟病门的23个医案中计有处方38首，而用石膏组方用药者竟达27首之多，占了七成。可以说，张氏的经验在倡导后世辨证应用石膏方面起到了极其重要的作用。

张氏谓石膏："其寒凉之力远逊于黄连、龙胆草、知母、黄柏等药，而其退热之功效则远过于诸药。盖石膏用以治外感实热，断无伤人之理，且放胆用之。"张氏对石膏的用量非常考究，而且非常大胆。张氏曾云："愚临证四十余年，重用生石膏治愈之证当以数千计。有一证用数斤者，有一证而用至十余斤者，其人病愈之后饮食有加，毫无寒胃之弊。"

笔者非常赞同张氏的观点，临证时亦经常以 30g、60g、90g、120g 为 4 个常用参考用量。如上文陈某案中，石膏即用 120g，结果效如桴鼓。

## 8. 石膏之辛凉可并力捣其中坚

**案例** 黄某，女，64 岁。因"发现宫颈癌 8 月余，臀部疼痛 1 月余"由门诊拟"宫颈恶性肿瘤"于 2018 年 3 月 29 日收住入院。

患者半年前开始无明显诱因下出现反复阴道流血，于 2017 年 7 月 4 日取病理：宫颈中分化鳞状细胞癌。患者诉 20 余年前因子宫出血行子宫切除术。7 月 11 日 PET-CT：子宫术后，宫颈残端占位灶伴 FDG 代谢增高，宫颈残端癌考虑；双颈Ⅳ区、右侧锁骨上、纵隔多组、后腹膜、腹主动脉旁、双髂血管旁多发肿大淋巴结，转移考虑；两肺下叶近胸膜处小结节，未见明显 FDG 代谢增高，转移不除外。7 月 17 日"右侧锁骨上结节针吸"细胞病理学诊断：转移或浸润性鳞癌伴大片坏死。患者诊断明确后，行 3 周期姑息性化疗，疗效评价 PR。10 月 17 日开始行放疗（剂量 4590cGy）。1 个月前患者感臀部疼痛，2018 年 2 月 27 日复查腹部增强 CT 提示疾病进展，予"芬必得"对症止痛治疗，疼痛控制欠佳，遂收住入院。入院后予以对症支持治疗，患者逐渐出现午后低热，使用抗感染治疗效果不佳，遂予以中医治疗。

2018 年 4 月 7 日诊见：患者每日午后低热，体温波动于 37.0 ～ 38.0℃，至夜间自汗出而热退，畏热，情绪低落，感右侧臀部疼痛，口干乏力明显，睡眠不安，小便难解，无尿痛，大便秘结，进食少。舌红，苔薄腻，脉浮细。考虑阳明经热证，外邪滞留，气阴两伤。拟清阳明热法治之，白虎加人参汤加味。

处方：石膏 90g（先煎），知母 20g，山药 60g，党参 30g，甘草 20g，茯苓 60g。5 剂，水煎服，每日 1 剂。

服药 2 剂后，即热退人安。

笔者认为，只要药证相符，大剂量用石膏完全无伤阳败胃之弊，而且取效更捷。同时值得注意的是，《神农本草经》谓石膏"味辛，微寒"，辛可发散，可以解肌祛邪，微寒即是凉，而不是苦寒。若临证仍心有余悸，笔者认为可于处方中加入生姜 9 ～ 15g，可以减轻石膏的寒性。

**案例** 黎某，男，55 岁。2017 年 10 月 14 日初诊。

患者为肺鳞状细胞癌放疗后 2 周来诊。现症：近 1 周来发热如潮，每日午后发热，最高体温 37.9℃，无恶寒，口渴多饮，喜饮凉水，无口苦，略感神疲乏力，大便偏干，小便无殊。舌红苔薄白略浊，脉洪而重按无力。查胸部 CT 无明显炎症性病变，少许胸腔积液。查血常规亦无殊，CRP 略增高。诊为发热，属阳明病。治宜清热益气。拟白虎加人参汤加减。

处方：石膏 90g（先煎），知母 18g，甘草 9g，薏苡仁 45g，党参 20g，生姜 9g，5 剂。

二诊：发热退，口渴愈，大便畅快。转沙参麦冬汤出入继服。

对于肿瘤伴发热这样的病证，若运用白虎加人参汤时，应该做到药专力宏，切忌拖泥带水，药味杂乱，方向不明。一般情况下，能原方使用即原方使用，以少做加减为佳；若要增减，应参考仲景方常用的加减法度或规律，一般加减在 2～3 味以内为妥。在临床上，如遇重症，选用经方救治时，尤其需要注意这一点。治疗急症重症，当如临大敌，处方用药应当机立断。正如徐大椿《用药如用兵论》言："并力捣其中坚，使离散无所统，而众悉溃。"

# 三、泽漆汤
## ——肺癌临证之妙方

### 1. 冷僻的泽漆汤

泽漆汤，学过《金匮要略》的医者必然有印象，然临证中真正用过的人可能并不多，可谓是一张冷僻方。

笔者若不是做肿瘤科医师，对此方的认识恐怕亦犹如过尽千帆。我对泽漆汤的认识，源自我的老师庞德湘教授。我刚开始上临床时，经常见庞师用此方加减治疗晚期肺癌，大多有较好的疗效。

返而细读《金匮要略》原文，觉此条文甚有可究之处。

《金匮要略·肺痿肺痈咳嗽上气病脉证并治》："脉沉者，泽漆汤主之。"该条文是紧接着上一条条文："咳而脉浮者，厚朴麻黄汤主之。"仲景先师惜墨如金，只用非常简短的几句话，就引出了厚朴麻黄汤和泽漆汤两个方剂，这着实让后学者有点不知所措。

庞师说，要真正悟透此类文字极易存疑的条文，必须要先过三关：首先是文献关，其次是临床关，最后乃是体会关。有了体会，自然水到渠成。

学医之道，正如《道德经》言："合抱之木，生于毫末；九层之台，起于累土。"

### 2. 旁证文献解证机

笔者细析原文及前后相关条文，并未发现有可证之处。庞师言，可以参阅晋唐时期的相关文献。

当笔者看到《脉经·卷二·平三关病候并治宜》的记载："寸口脉沉，胸中引胁痛，胸中有水气，宜服泽漆汤。"眼前为之一亮。对比王叔和的记载与现行本《金匮要略》条文，可以发现现行本《金匮要略》的条文可能存在脱漏。因为现行《金匮要略》仅仅一个"脉沉"，实在是很难与泽漆汤联系起来。因此，从王叔和《脉经》的条文来看，张仲景的脱漏之前的原文或许就是如王叔和所记载的那样，不仅有"脉沉"，还有"胸中引胁痛，胸中有水气"的详细论述。由于王叔和所处的时代与仲景相隔未远，故诸多中医文献学者都认为其言论可信程度非常高。因此，笔者认为《脉经》中的这段文字对理解泽漆汤证条文有很大的帮助。

我们可以从《脉经》中看出泽漆汤证的主要病机是"胸中有水气"，据此可以认为是痰饮阻滞胸中，这显然与十枣汤证、葶苈大枣泻肺汤证有异。十枣汤治疗悬饮重症，葶苈大枣泻肺汤治疗肺痈和支饮，因此泽漆汤证的"水气"不同于悬饮、肺痈或支饮。仲景往往有以脉论病机的习惯，"脉沉"在仲景论述病因病机当中，主水、主里的条文比较多，比如"脉得诸沉，当责有水""脉沉而细者，此名湿痹""脉沉而喘满，沉为在里"等，都与水气息息相关。因此，泽漆汤证的"咳""水气"和"脉沉"实际是互相印证的。沉为在里，亦为有水之证，故尔脉沉可以作为水饮内停、喘咳身肿之主要脉象。

"胸中引胁痛",是该条文中除了"咳"之外的另外一个重要的症状。当然"咳"这个症状也是由上一条文"咳而脉浮者"延伸出来的。从仲景书中可以看出,既有"咳"又有"胸痛"或"胁痛"的只有十枣汤证了。"夫有支饮家咳烦,胸中痛者,不卒死,至一百日或一岁,与十枣汤方。""病悬饮者,十枣汤主之。"因此,泽漆汤证可归于悬饮轻证。

另外,我们再从《千金要方》所载之泽漆汤"治上气,其脉沉者"可知,本方证咳而脉沉,必兼有上气之症。若病在表或近于表,则咳而上气,其脉必浮,即仲景厚朴麻黄汤证。今反脉沉,说明本方证的病位已经深入肺脏。

综上所述,我们可以推测出泽漆汤原文的主治症状主要有咳嗽、上气、胸胁痛、脉沉。而泽漆汤的病机为胸中有水气。

### 3. 从肺癌视角看泽漆汤证

胸痛伴咳嗽、气急,现代医学中多见于肺部感染、胸腔积液以及肺部恶性肿瘤等。

泽漆汤方用药冷僻,比如君药泽漆,后世医家用其治病者不多见,而常见的肺部感染、良性胸腔积液,想必仲景也不会特地持冷门药处置,而应该是疑难痼疾者,故金寿山等医家认为,泽漆汤可能是古代治疗肺部癌肿之方。

虽然仲景时代没有影像学检查,不会直观地诊断为肺部肿瘤,但通过临床病例的总结,仲景先师必定会推断出此类患者的症状、病机甚或预后，不同于普通的咳嗽、上气或悬饮，必然是一种顽疾，因此才会选择泽漆汤来治疗。泽漆俗称猫儿眼睛草，功能清热消痰利水。紫参今称石见穿，是否即仲景所用之紫参还需进一步考证，如属同一物，则其功能活血散坚。泽漆和石见穿，此二药都是攻破之品，合而用之，消痰化瘀，符合治癌之道。仲景用于治癌，亦在事理之中。

我们细看《金匮要略》关于"咳"的条文，仲景将咳嗽一证分归两篇论述，一属肺痿肺痈篇，一属于痰饮篇，泽漆汤就属于前者。仲景为何要如此安排条文？此中是否有深意？

笔者推测古人对肺癌之病还没有明确的解剖学认识，见其出现咳嗽、胸痛、吐脓血，即把它认作肺痿肺痈，而仲景将其列入肺痿肺痈篇，而非简单的"痰饮咳嗽"，亦是顺理成章的。

肺癌若出现咳嗽、气促、胸痛等症状时，一般已为晚期，往往伴有恶性浆膜腔积液，与泽漆汤证的表现极其类似，属于本虚标实之证。因此，泽漆汤以泽漆、紫参、半夏等攻邪为主，同时又加入人参、甘草等扶正，攻补兼施，以治癌肿，正为合理。如是一般咳嗽，则割鸡焉用牛刀？因此，泽漆汤治疗肺癌还是有据可循的。

泽漆汤在明清之前的医案中记载较少，治疗肿瘤病的案例更是少见，其原因可能是恶性肿瘤在古代发病率相对较低，同时由于条件所限，也不太可能明确诊断为肺癌这种疾病。近代随着科学的进步，诊断水平的提高，就有人研究该方的临床应用和主治，特别是对药物的进一步确认，对原文的进一步理解和阐释，使对该方的认识更加明确清晰。

## 4. 泽漆汤与痰瘀毒

前已述及，肿瘤之成，与痰瘀毒相关，而肺癌之机要，也离不开痰瘀毒。

五脏皆可生痰，非独肺也，而肺独甚也。

中医理论认为，"肺为贮痰之器"，可见肺与痰的形成之间有着直接密切的联系。大量的临床病例总结表明，咳嗽咳痰也是肺癌最为常见的临床表现。肺为娇脏，最为空灵，却最易生痰。临床上，几乎所有的肺部疾病都有"痰"的症状，可见"痰"在肺部疾病的发生发展中有着非常重要的作用。

良性的肺部疾病几乎都离不开"痰"这个病理产物，唯独肺癌，仅用"痰"解释不了其恶性的病程，同时仅用"瘀"更解释不了其消耗性，因此不得不引入"毒"的概念，三者必须合而为邪、共同作用，才能解释。

笔者认为，毒具有消耗性，痰具有流窜性，瘀具有成形性，所以笔者提出了肺癌病机的"痰毒瘀"理论。痰瘀毒三者相互胶结，相互渗透，痰中有毒，毒中有瘀，毒存在于痰瘀中。而"毒"是肿瘤恶性性质的决定性因素，仅有痰和瘀只能是良性肿瘤（肿块或增生），而夹杂了"毒"的肿瘤才是恶性肿瘤。

具体来讲，痰、瘀同属病理产物及致病因子，皆对肺癌的形成具有重要作用，然瘀与痰一阴一阳，一静一动，瘀属阴具有停滞性，痰属阳而具有流窜性。而毒，笔者认为无具体形态，可静可动，往往依附他邪而息作，如附于痰则动，附于瘀则静。"瘀"主要在恶性肿瘤原发肿块的形成中起着重要作用，理论上由一个细胞的恶性转化，到转化细胞的克隆性增殖，再到局部浸润，直至出现远处转移，大约需要 40 个细胞周期的增殖达到 $10^{12}$ 个肿瘤细胞后才能形成转移。在这个过程中，"瘀"相当于肿瘤有形部分的核心，并起到"阴成形"而促进肿块形成的作用，"毒"起到了促进正常细胞恶化以及促进其克隆性增殖的作用，而"痰"的作用在于促使肿瘤具有转移特性。

而泽漆汤化痰消瘀，解毒散结，从方机相应的角度来说，无疑是一张治疗肺癌的妙方。

### 5.药解泽漆

泽漆是何物？《名医别录》谓为"大戟苗"，《本草纲目》则指出是"猫儿眼睛草"。

《中药大辞典》则以大戟科大戟属植物猫儿眼睛草为是。金寿山、杜雨茂、张再良等医家皆持此观点。

泽漆是个利水散饮的要药，《神农本草经》载泽漆："味苦，微寒。主皮肤热，大腹，水气，四肢面目浮肿，丈夫阴气不足。生川泽。"泽漆汤证为"胸中有水气"，而泽漆正好是主"水气"。《长沙药解》云："泽漆，苦寒之性，长于泄水，故能治痰饮阻络之咳。"肺癌患者若从"痰"证角度解释，亦是属于顽痰、久病入络之痰，而当出现胸水时则解释为顽饮亦不为过。泽漆既能"泄水",又能"治痰饮阻络",因此作为泽漆汤中起主要针对病机而设的药物,非其莫属。

民间常用泽漆来治疗淋巴结肿大、淋巴结结核以及恶性肿瘤。我的老师庞德湘教授常说起山东临沂地区民间常用泽漆水煮鸡蛋吃治疗各种肿瘤病,如恶性淋巴瘤、肺癌、胃癌、肠癌、食管癌、妇科肿瘤病等。

笔者对泽漆汤做了动物移植性肿瘤以及肺癌细胞株的实验研究,证实有一定的抑制肺部肿瘤及抑制转移的作用,当然实验研究不作为用药的主要依据。至于泽漆的毒性物质,则主要存在于鲜草的乳白色浆液中。研究表明,其乳状汁液含刺激性脂液,接触局部可使皮肤发红甚至溃烂,能腐蚀疣。但经过煎煮,其毒性物质则被破坏,煎剂则无毒性。

## 6. 关于紫参

紫参为何物亦是一个谜。现在通行的《中药学》教材未载紫参。考《中药大辞典》《中华本草》载石见穿异名为紫参,所用药材植物即唇形科植物华鼠尾草的全草。然仲景所用紫参是否与今之石见穿为一物,尚需进一步考证。

笔者取法于庞师,认为取石见穿为紫参用于肺癌临床是可行的。

《中药大辞典》载石见穿具有"活血散结、清热利湿"的作用,可见具有入血分的功效。紫参在《神农本草经》中云:"味苦,辛,寒。主心腹积聚,寒热邪气,通九窍,利大小便。"《名医别录》谓:"微寒,无毒。主治肠胃大热,唾血,衄血,肠中聚血,痈肿诸疮,止渴,益精。"《得配本草》曰:"苦,寒。入足厥阴经血分。破结逐瘀。通九窍,利二便,退寒热,除疟痢。"皆明确记载了紫参具有攻积聚、破瘀结而入血分的功效,与肿瘤病机非常合拍。再如《苏州本产药材》载:"治噎膈,痰饮气喘。"《江苏药材志》:"治瘰疬。"说明紫参还有一定的化痰散结、止咳化痰的效果,与肿瘤的证机亦是较为吻合。因此,临床采用石见穿代替紫参具有较强的可行性,可资参考。

在《金匮要略》中两次出现紫参,另一处即《呕吐哕下利篇》的"下利,肺痛,紫参汤主之"。紫参汤,原方两味药,紫参半斤,甘草三两。然亦是言语晦涩,让人生疑。既然《神农本草经》已经言紫参具有"利大小便"之功,为何紫参汤可以治疗下利?

陈修园是这样解释的,说:《本草经》云:紫参主治心腹寒热积聚邪气,甘草解百毒,奠中土,使中土有权,肺受益,肠胃通畅,而肺气自安,肺气安则清肃之令行矣,何有肺痛下利之病哉。"笔者认为有些牵强。

实际上,紫参若用来治疗下利,无非是通因通用。紫参具有清热的作用,《神农本草经》载为"苦、辛、寒"之药,苦寒以坚阴止利,用于热性下利,同时甘草味甘以缓之。而今之石见穿未言明有止利之功效,因此,紫参以石见穿代仍存疑。

而紫参汤中下利的类型,金寿山先生推测"肺痛,程氏疑是腹痛之误，可从《神农本草经》紫参主治心腹积聚，寒热邪气，则此下利当指久利。久痢腹痛，则肠中有积聚，故用活血化瘀攻积之方。"金氏之言，可谓从临床得之，可资参考。

当然，孙思邈《千金要方》作"紫菀"，若从治疗"咳"症来解释，似乎是较为对症。然《神农本草经》等未明言其有治疗癥瘕积聚的作用，只言："主咳逆上气，胸中寒热结气，去蛊毒、痿蹶，安五脏。"

因此，临床上若用于治疗肺癌之"咳"，则似乎是石见穿更妥。当然笔者认为，临证之时亦可两药合用。

## 7. 少阳病的变证

笔者认为，泽漆汤中的黄芩、人参、半夏、生姜、甘草这几味药，是由小柴胡汤而来，针对少阳枢机而设，具有清热益胃化饮的功效，在方中的作用非同小可。

笔者试做以下说明。

从方药组成看，泽漆汤实际上是小柴胡汤或半夏泻心汤类方的变方，是在小柴胡汤基础上去柴胡、大枣，加泽漆、紫参、桂枝、白前，并重用泽漆为君药而成。小柴胡汤和半夏泻心汤皆是和解剂，半夏泻心汤应该是小柴胡汤在证候演变中的结局。而泽漆汤则是小柴胡汤证演变的另一种结局。

从泽漆汤的组成功用来看，属于寒热虚实兼备之法，因此其病机或为少阳，或为厥阴。起初可能为太阳病，病邪不解或失治，以致病邪深入。若病机层次在少阳，则属少阳邪郁久不解，同时上焦水气不利而为病；若少阳病失治，或患者素体正气不足，其邪亦可传至厥阴。因此，若病机层次在厥阴，则属外邪缠绵，厥阴水饮上逆胸胁。不管是少阳，还是厥阴，皆有痰饮为患，故重用泽漆为君，用以消水化痰。

肺癌患者出现咳喘、胸痛、胸水，往往已到晚期。而且，往往是一个慢性病程，同时又是一个逐渐消耗正气的病程，耗伤正气之后又将变证迭起。因此，从泽漆汤证角度看待肺癌发生发展的病程，符合少阳病变证的规律。

六经皆有"咳"，而作为少阳病变证的"咳"，泽漆汤中使用了白前止咳。《名医别录》载白前主治"胸胁逆气，咳嗽上气"。历代本草亦基本将白前归为止咳类。如时方中的止嗽散亦取白前降气止咳之功。而在本方中，仲景未用杏仁、五味子等惯用止咳药，而使用白前，是否亦有深意？然仲景方中，使用白前者亦只此一方，故还不能找出其使用规律。值得进一步探究。

方中为何要加桂枝一药？

显然，桂枝有很好的降逆作用，同时遵仲景提出的"病痰饮者，当以温药和之"之旨，桂枝合甘草，辛甘化阳，化饮降逆。如苓桂术甘汤亦是此理。

## 8. 临证参考

泽漆汤原方：半夏半升，紫参五两，泽漆三斤（以东流水五斗，煮取一斗五升），生姜五两，白前五两，甘草、黄芩、人参、桂枝各三两。

纵观本方，方以泽漆为君，功专消痰行水，紫参主积聚邪气痰饮，以助泽漆逐水消痰之功。黄芩、半夏、生姜、桂枝、白前疏利三焦、温阳化饮，人参、甘草健脾胃以扶正气。全方共奏逐水通阳，止咳平喘，化痰散结之功。

笔者在临床上常用此方药治疗肺癌以及转移性肺癌，参考剂量：泽漆 30 ～ 150g，石见穿 15 ～ 30g，黄芩 9 ～ 15g，白前 10g，生晒参 9g（或党参）15 ～ 30g，桂枝 9 ～ 12g，制半夏 10g，甘草 6g，生姜 9 ～ 24g。水煎服，每日 1 剂。

泽漆汤方证：肺癌或转移性肺癌，多未经手术治疗，精神状态偏弱，面色一般少华，或面色偏油腻，多有咳嗽咳痰，痰黏稠，痰色一般不黄，可见血丝或少量咯血，时有胸闷或同时有气急，胃纳往往欠佳，可见小便不利，大便一般通畅。影像学检查往往伴有胸腔积液或阻塞性炎症。舌质偏嫩，舌苔一般偏白腻，脉象偏沉或沉细。

**案例** 张某，男，62 岁。2013 年 4 月 20 日初诊。患者于 2013 年 1 月 10 日因"反复咳嗽咳痰半年余，确诊肺癌 1 周"就诊某医院，查胸部 CT 示左上肺占位，大小约 5.1cm×4.7cm，两肺内多发结节，左肺门及纵隔多发淋巴结肿大考虑，双侧少量胸腔积液；肺穿刺活检病理示鳞状细胞癌；全身骨骼 ECT 示左侧多处肋骨代谢异常活跃，提示骨转移。诊断：左肺鳞癌骨转移。行 TP（紫杉醇联合顺铂）方案化疗 4 周期，出现严重骨髓抑制和消化道反应，患者拒绝再次化疗，寻求中医药治疗。

症见：面色无华，形容瘦削，咳嗽咳痰，痰白质黏，左侧胸部隐痛，神疲乏力，少气懒言，时有呕嗳，口淡无味，纳谷不香，大便稀溏，寐安，小便通畅，舌淡，苔薄腻边齿痕，脉沉细滑。辨证：肺积病，肺脾气虚，痰毒内结。治则：化痰解毒，补气健脾。方以泽漆汤加减。

处方：泽漆 30g，石见穿 30g，生晒参 9g，桂枝 12g，白前 10g，姜半夏 9g，制南星 6g，蜂房 6g，茯苓 15g，炒白术 12g，陈皮 9g，补骨脂 15g，焦山楂 30g，炙甘草 6g，生姜 6g。14 剂，水煎服，早晚分服。

2 周后复诊，胸痛、咳嗽、乏力、纳差等症状较前减轻，继续予以上方加减治疗。随访 1 年余，病情稳定。

## 9. 泽漆可取大剂量

从仲景的原文来看，我们会发现原方中泽漆的用量非常之大，"泽漆三斤（以东流水五斗，煮取一斗五升）"，作为草类药物，如此之大的用量，在仲景方中实属罕见，更何况在原文中仲景并未指出用鲜品，应该是干品。李文瑞教授在《金匮要略汤证论治》中提出了泽漆汤临证参考用量：泽漆 150g，半夏 9g，紫参 15g，生姜 15g，白前 15g，黄芩 9g，人参 9g，桂枝 9g，甘草 9g。先以水 1500mL 煎泽漆，煎取 1000mL，将其他 8 味药纳入泽漆汁中，再煎取 500mL，温服 50mL，至夜饮完，可资参考。

按照仲景原意，泽漆应该先煎，取汁，再纳诸药入煎。若按一两等于 15.625g（上海柯雪帆教授考证）来算，则三斤等于 750g。临床可取先煎，但用量如此之大，一来不方便煎煮，二来若少量能取效则宁少勿大。毕竟为苦寒之药，量大容易伤脾胃。

本方总体来说偏于攻散，然临床上肺癌晚期往往表现出一种气阴两虚的表现，故笔者亦对此方做出相应的调整，去掉桂枝、生姜等温燥之品，改生晒参或党参为太子参，半夏改为胆南星，加沙参、麦冬、生地等气阴双补之物。

**案例** 顾某，男，77 岁。2015 年 10 月 27 日初诊。患者于 2015 年 3 月 11 日因"反复咳嗽咳痰半年余，确诊肺癌 1 周"入院。查胸部 CT 示右肺占位，大小约 4.5cm×4.1cm，两肺内多发结节，右肺门及纵隔多发淋巴结肿大，双侧胸腔积液；肺穿刺活检病理示鳞状细胞癌。诊断：右肺鳞癌。行 GP（吉西他滨联合顺铂）方案姑息化疗 4 周期，出现严重消化道反应，予以生姜泻心汤合大黄甘草汤加减后愈。

2015 年 5 月 18 日求诊：症见面色萎黄无华，形容若憔，咳嗽咳痰，痰中带血、色暗红，每日几十口，右侧胸部隐痛，口干无味，纳谷不香，大便偏干，寐欠安，小便通畅，舌偏瘦，苔淡黄腻偏干，脉沉细微数。

辨证：肺积之病，气阴两虚而痰毒内结。治则：化痰解毒，补气养阴。方以泽漆汤加减。

处方：泽漆 60g，石见穿 30g，黄芩炭 15g，太子参 15g，胆南星 6g，蜂房 6g，仙鹤草 30g，海浮石 15g，炙黄芪 30g，炒麦芽 30g，北沙参 12g，麦冬 15g，生地 15g，功劳叶 30g，半枝莲 30g，炙甘草 6g。7 剂，水煎服，早晚分服。

1 周后复诊，胸痛咳血明显减轻，再以上方去生地，加鸡内金、炒枳壳之属，患者乏力纳差症状逐渐得到改善，痰血次数明显减少，每日二三口，继续予以上方加减治疗。后转入局部放疗，放疗后仍以上方加减治疗 2 年后，予以间隔服药，有时服药 3 个月停 1 个月，有时隔日服药等，至今健在。

### 10. 清除残余的痰毒

泽漆汤能不能用来治疗肺癌术后体内无肿瘤负荷的患者？因为根据泽漆汤证原文的描述，泽漆汤更适合于中晚期肺癌患者症状明显者，如咳嗽咳痰、胸闷气促、胸痛等。笔者认为，泽漆汤经过化裁可以用于肺癌术后的抗复发治疗。

西医一般认为，大多数经历了手术及辅助放化疗等手段治疗后的肺癌患者，不用再治疗，只需定期随访观察即可。但有众多研究资料表明，肺癌患者术后及辅助放化疗后有高达 50%～70% 的复发率，这也是其 5 年生存率只能达到 15% 的主要原因。近年来，众多的肿瘤学家也认为，影像学的"无瘤"并不代表血液、淋巴液"无瘤"。大量研究表明，此阶段患者很可能存在"微转移"，这就是其日后转移复发的根源。

笔者认为，肺癌患者高复发、高转移的根源在于体内残余的"痰毒"，只要"痰毒"未消，复发及转移是必然的。正因为如此，泽漆汤便成了可选之方。笔者临床上选取泽漆、石见穿、人参、半夏、甘草等主要药物，再结合患者气血阴阳的偏颇，随证治之。

若肺气亏虚者，加黄芪、白术等；肺阴亏虚者，加南沙参、北沙参、天冬、麦冬、百合、生地、鲜石斛等；血虚者，可加当归、熟地、黄精、制首乌、白芍等；脾气亏虚者，加四君子汤或合参苓白术散以培土生金；脾气下陷者，合补中益气汤；夹痰湿者，加平胃散、苇茎汤等；夹痰热者，原方不去黄芩，再合小陷胸汤、鱼腥草、金荞麦、山海螺等；病程日久阴损及阳，致脾肾亏虚者，加附子、干姜、菟丝子、紫河车、鹿角胶等。

**案例** 王某，男，79 岁。2013 年 6 月 11 日初诊。

患者于 2012 年 11 月 2 日因"反复胸闷咳嗽 1 月余"就诊当地医院，查胸部 CT 示左肺门占位，大小约 3.4cm×3.1cm，纵隔见肿大淋巴结；肺穿刺活检病理示腺癌，EGFR 未突变。诊断：左肺腺癌。予以胸腔镜手术治疗，术后予以辅助化疗 2 周期，患者因拒绝进一步化疗而寻求中医诊治。

症见：咳嗽少痰，神疲乏力，口干，心悸，睡眠多梦，纳差便干，小便通畅，舌淡苔干，脉细。辨证：肺积病，气阴两虚证。拟益气养阴、化痰解毒立法，方以泽漆汤加减。处方：泽漆 30g，石见穿 30g，太子参 30g，白前 10g，海浮石 15g，黄芪 30g，黄芩 9g，麦冬 12g，北五味子 9g，生地黄 15g，百合 12g，山海螺 30g，焦山楂 30g，炙甘草 6g，大枣 15g。14 剂，水煎服，早晚分服。

2周后复诊，诸症减轻，继续予以上方加减治疗1年余。1年后建议患者采用隔日服药法，至3年止。后患者仍不放心，亦每年服药3～4个月，至今病情稳定，未见复发征象。

# 四、抵当汤（丸）
## ——虫蚁抗癌法的祖方

### 1. 虫蚁之品

虫蚁抗癌法，学术界未有此名，笔者僭称也，亦即虫类药抗癌之法。

虫之类，古时多习称虫蚁。如南朝鲍照《拟行路难》诗之七云："飞走树间啄虫蚁，岂忆往日天子尊。"诗圣杜甫在《缚鸡行》曰："家中厌鸡食虫蚁，不知鸡卖还遭烹。"

在很多人的观念里，虫类药皆属有毒之品，攻伐之力非比寻常，因此医家、病家咸具戒心，左顾右盼而不敢运用。事实上，在常用剂量下，除斑蝥、蟾酥等个别毒性较大者外，虫类药一般都毒性甚微。何况这些药物均有严格的加工炮制规范和用量用法，故临证毋须疑虑。

### 2. 仲景方中的虫蚁

虫蚁入药具有悠久的历史，最早可以追溯到马王堆出土的《五十二病方》，仲景《伤寒杂病论》中的不少方剂里也都运用了虫蚁之品，说明汉以前的医家运用虫类药已有了相当的经验。明代李时珍在《本草纲目》中更专设虫部，涉及虫类药达107种。清代叶天士提出的"久病入络"等病机理论，以及

"虫蚁搜剔"的治则,至今仍深深地影响着当代临床医家。近代著名医家恽铁樵及章次公先辈,均善用虫类药。国医大师朱良春教授,更是专研虫类药物,其所撰写的专著《虫类药的应用》中,收载虫类药百余种,广泛应用于内科、外科、妇科、儿科疑难杂症的治疗,为后学研究、应用虫类药奠定了坚实的理论基础。

虫类药,笔者认为有狭义和广义之分。狭义的虫类药,专指昆虫类药物;广义的虫类药,包括如鳖甲、阿胶、水牛角等在内的动物类药物。

在仲景的300余首方中,有抵当汤、鳖甲煎丸、下瘀血汤、大黄䗪虫丸、蜘蛛散、土瓜根散、滑石白鱼散等7首方,分别用到水蛭、虻虫、䗪虫、鼠妇、蜂房、蜣螂、蛴螬、蜘蛛、白鱼等9味狭义的虫类药。还有50余首方子分别用了鸡子黄、文蛤、阿胶、鳖甲、龙骨、牡蛎、乱发、人尿、猪胆汁等20余味广义的虫类药。细研仲景的这些虫类药方,笔者认为,仲景可以称作是第一位将虫类药用于肿瘤治疗的医家。

### 3. 何谓"抵当"

笔者当年读《伤寒论》时,看到抵当汤(丸)的第一印象,只是一张攻瘀之方而已。后来随着对虫类药认识的不断加深,尤其是读了朱良春先生的《虫类药的应用》一书后,对抵当汤(丸)有了新的更深刻的认识。

抵当汤(丸)可谓是虫类药抗肿瘤的祖方,笔者称为虫蚁抗癌法的祖方。

抵当汤、丸二方药味相同，虽剂量有别，然细读服法，大同小异也，故笔者认为两方功用基本相同。其异者，唯汤药力峻而丸药力缓，重症、急症用汤，轻症、慢症可用丸。

仲景原文中涉及抵当汤（丸）的共有6条条文，其中《伤寒论》5条，《金匮要略》1条。

至于方名为什么叫"抵当"？

有云谓非大毒猛厉之剂不足以抵挡其热结蓄血之证，故名。有云抵当乃抵掌之讹，抵掌是水蛭一药的别名，本方以其为主药，因而得名。有云"抵当"为"至当"者，如王晋三曰："抵当者，至当也。蓄血者，至阴之属，真气运行而不入者也，故草木不能独治其邪，务必以灵动嗜血之虫为向导。飞者走阳路，潜者走阴路，引领桃仁攻血、大黄下热，破无情之血结，诚为至当不易之方，毋惧乎药之险也。"抵当为至当，难道仲景其他方剂皆不至当了？显然此说太牵强，不可从。然王氏对方药的分析倒颇有几分见地，"飞者走阳路，潜者走阴路，引领桃仁攻血、大黄下热，破无情之血结"，此论妙。笔者猜测，"抵当"或许是汉代南阳当地的方言，抵当或许是裆部，裆部属于下焦，从病位上来看似较符合。存疑。

## 4. 瘀热在里

抵当汤（丸）主要针对下焦蓄血证而设。综合仲景原文来看，蓄血证的表现主要有少腹满，狂或喜忘，大便色黑，但小便自利，女子月事不下等。而且仲景提出了蓄血证的病机为"瘀热在里"。这里的"里"主要指下焦，仲景原文有明示。

蓄血证有太阳蓄血证，有阳明蓄血证，提示我们蓄血证是多种病情演变的一个结果，而其症结就在于"瘀热在里"，只要抓住这个核心病机，就可以使用抵当汤（丸）了。

成无己《注解伤寒论》曰："伤寒有热，少腹满，是蓄血于下焦；若热蓄津液不通，则小便不利，其热不蓄津液而蓄血不行，小便自利者，乃为蓄血，当与桃仁承气汤、抵当汤下之。然此无身黄屎黑，又无喜忘发狂，是未至于甚，故不可与快峻之药也，可与抵当丸，小可下之也。"可见"瘀热"二字，重点并不在"热"，而在"瘀"字上。"热"只是发病过程中的某个病机或阶段而已，关键还是在于形成了"瘀"的结局。

对于肿瘤来讲，有形之积——瘀血必不可少，同时肿瘤作为一种慢性病，可以说是许多慢性感染性疾病的转归，这与蓄血证的病程规律也有某种程度上的吻合。若从蓄血证入手来看待肿瘤的病变，或许也是一种思路。笔者认为，如果肿瘤的瘀证明显，那么抵当汤（丸）就是很好的方子。

### 5. 方药说略

抵当汤（丸）方子不大，只有 4 味药，即水蛭、虻虫、桃仁、大黄。

水蛭其性下潜属阴，专逐下焦久积之瘀血；虻虫其性刚猛属阳，善攻新起之瘀血。二味相须为用，专攻新久之蓄血，除下焦之坚积。再配以大黄泻热破瘀攻坚，佐以桃仁破血润燥，以助下瘀攻坚之力。四药合之，可使血下瘀行而癥积自破。

水蛭，俗称蚂蟥。记得儿时在农村，有一个乐趣就是暑热天去池塘摸螺蛳。然而在池塘中待久了就会有蚂蟥来叮咬，一旦蚂蟥叮在身上，你用手去扯是扯不下来的，大人们的经验是用手掌快速一拍，蚂蟥就会自动脱落。蚂蟥叮在身上，起初是没有知觉的，等拍下来后，就会发现叮咬之处在渗血了，而且一时还止不住。实际上，水蛭叮咬人体，在排血过程中，亦可解毒。正如《本草拾遗》记载："人患赤白游疹及痈肿毒肿，取十余枚令啖病处，取皮皱肉白，无不差也。"《神农本草经》载水蛭："主逐恶血、瘀血、月闭，破血瘕积聚，无子，利水道。"水蛭味咸苦，咸入血走血，苦泄结，咸苦并行，则恶血可去、癥积可破。

水蛭攻毒破积的功效是确切的，《本草汇言》载水蛭"逐恶血、瘀血之药"，《本草经百种录》更是深入地阐述了水蛭善于破坚的作用："凡人身瘀血方阻，尚有生气者易治，阻之久，则无生气而难治。盖血既离经，与正气全不相属，投之轻药，则拒而不纳，药过峻，又反能伤未败之血，故治之极难。水蛭最喜食人之血，而性又迟缓善入，迟缓则生血不伤，善入则坚积易破，借其力以攻积久之滞，自有利而无害也。"

虻虫，俗称牛虻，《神农本草经》称蜚虻，云："主逐瘀血，破下血积、坚痞、癥瘕，寒热。通利血脉及九窍。"作用基本跟水蛭类似，故仲景喜与水蛭相须为用，如抵当汤（丸）和大黄䗪虫丸。《名医别录》对虻虫的记载基本类似："主女子月水不通，积聚，除贼血在胸腹五脏者，及喉痹结塞。"可见虻虫是可以入胸腹五脏的，其机理在于通利血脉。

虻虫，也是会吸血的昆虫，特别是吸牛、马等畜之血，所以在这一点上和水蛭有相通之处，无非一个在水里、一个在空中。《本草经疏》载虻虫云："此则苦胜，苦能泄结，性善啮牛、马诸畜血，味应有咸，咸能走血，故主积聚癥瘕一切血结为病，如《经》所言也。苦寒又能泄三焦火邪迫血上壅，闭塞咽喉，故主喉痹结塞也。今人以其有毒多不用，然仲景抵当汤、丸，大黄䗪虫丸中咸入之，以其散脏腑宿血结积有效也。"

桃仁，亦入血分，《神农本草经》云："主瘀血，血闭癥瘕。"《名医别录》载"破癥瘕"。桃仁在仲景方中，有去皮尖的，也有不去皮尖的。考历代文献，论述不多，而《药品化义》云："桃仁，味苦能泻血热，体润能滋肠燥，若连皮研碎多用，走肝经，主破蓄血，逐月水及遍身疼痛、四肢麻木、左半身不遂……若去皮捣烂少用，以入小肠，治血枯便秘，血燥便难。"笔者认为，此说可从。桃仁皮是赤色的，肉是白色的，故皮尖才可入血，若去掉皮尖则入血难矣。仲景原文"去皮尖"，笔者不知何因。

大黄，将军之药也，仲景常用之。《神农本草经》云："下瘀血，血闭，寒热，破癥瘕积聚，留饮宿食，荡涤肠胃，推陈致新，通利水谷，调中化食，安和五脏。"大黄在仲景方中主要有两个作用：一个是泻下热结，第二个是化瘀破癥。很显然，在本方中是属于后者。

## 6. 化瘀消瘤力峻

郝万山教授曾讲过一个宋孝志老师诊治的案例。

患者，女，40岁左右，表现为剧烈的头痛伴有偏盲，起初就诊于北京某医院，行脑血管造影诊断为脑血管瘤压迫了视神经，但无手术机会。遂找到宋教授诊治。患者症见头痛、眼睛睁不开、有偏盲。宋教授开了抵当汤，剂型为散剂装胶囊，一个胶囊装0.3g左右，根据大便次数调整剂量。大便超过两次就减量。患者服药2个月，头痛减轻，视野开始恢复。服用半年，视野完全恢复，头痛愈。复查造影，脑血管瘤消失。

从此案中可以看出，抵当汤（丸）化瘀消瘤的作用是挺强的。此方药味不多，关键在于配伍得法。水蛭、虻虫相须为伍，破积之力极甚，可谓本方发挥作用的主要功臣。而桃仁、大黄为仲景常用配伍之一，仲景凡使用桃仁，大都配伍大黄，如桃核承气汤、大黄牡丹汤、下瘀血汤、大黄䗪虫丸等，两者合用主治瘀血内结之少腹硬满疼痛。

笔者认为，该方治疗各类下腹部良恶性肿瘤有佳效。如《叶熙春专辑》中记载了一例妇女少腹血块案。

某妇，阳维为病苦寒热，经旨可据。因阳维近乎营卫，合乎冲任，营卫不和，则气血交错，寒热乃作。又云，任脉为病，男子七疝，女子带下瘕聚。所以寒后左少腹结有血块，带下时见。今届夏令，卧病月余，人颇困倦，必属病湿无疑。常气滞血涩，少腹之痞痛忽加甚，至今未已。月信数月一度，夹有瘀血而浓液。想冲任阳维既有病于先，经血当行不行，渐成败血于后。败血不行，新血有碍，故经不能准时而下，同时饮食减少，运化失职。血病及气，脏病及腑，病情丛杂，用药难遍。拟抵当丸 9g（包煎），丹参 9g，米仁 15g，泽泻 15g，青皮 5g，木香 2.4g，白芍 5g，茯苓 12g，桑螵蛸 9g，海螵蛸 9g，川楝子 6g，郁金 5g，小茴香 5g，炒当归 9g，香附 6g，白术 5g。

当然，此案例亦为良性疾患。笔者经验，该方治疗恶性肿瘤亦有较好的疗效，尤其是妇科肿瘤、下腹部肿瘤。

其方证特点：一般见于肿瘤晚期，以下腹部肿瘤为主，但不局限于下腹部肿瘤。主要表现为少腹硬满，结痛拒按，或时有发热，或喜忘狂躁，大便秘结或大便色黑，小便自利，舌紫黯，有瘀点瘀斑，或者舌下络脉怒张、迂曲、紫黑，脉沉实有力或细涩不畅。而为临证者最方便的凭据是患者的瘀证舌象。

**案例** 汤某，男，68 岁，2015 年 8 月 4 日初诊。

患者诉 2 年前因血尿 1 周就诊于当地医院，考虑为膀胱癌，予以行手术治疗，再行灌注化疗。当时情况良好，未再继续随访治疗。1 个多月前发现下腹部及腰部出现硬块，按之如石，同时血尿再次出现，当地医院诊断为膀胱癌复发伴转移。患者为行中医药治疗来诊。

症见下腹隐痛时作，夜间更甚，血尿晨重暮轻，纳尚可，大便秘结，舌紫暗，苔薄黄，脉弦滑而有力。思之，此癥积之病，根深蒂固，非攻毒之剂不可，见其脉弦滑而有力，尚可攻之，故取抵当丸加味与之，并同服汤剂，导赤散合猪苓汤加减。处方如下：

散剂：水蛭 60g，虻虫 60g，桃仁 60g，大黄 60g，全蝎 60g。1 剂，研粉，吞服，每服 6g，日 2 服。

汤剂：淡竹叶 10g，川木通 6g，生地炭 30g，生甘草 6g，仙鹤草 60g，猪苓 10g，泽泻 10g，茯苓 15g，阿胶 10g（烊）。7 剂，水煎服。

复诊之时，患者诉血尿好转。予以散剂继服，汤剂改为猪苓汤为主。此后反复 30 余诊，病情稳定，而腹部及腰部肿块亦缩小。后患者未再复诊，转他院行化疗。2018 年年底，遇见其家属，诉患者已过世。问及原因，家属诉患者当年不肯再服中药，言中药口味极差，服至后来闻中药味即欲恶心，最终还是死于肿瘤复发转移。

### 7. 虫蚁之品无微不入，无坚不破

那么对于某些肿瘤之瘀证，为何非得用水蛭、虻虫等虫蚁之品呢？

《临证指南医案·积聚》中指出："考仲景于劳伤血痹诸法，其通络方法，每取虫蚁迅速飞走诸灵，俾飞者升，走者降，血无凝著，气可宣通，与攻积除坚，徒入脏腑者有间。"笔者认为，肿瘤的形成是一个日积月累的过程，癌毒与痰瘀互结，根深蒂固，不易消散，而虫蚁之品善于攻伐搜剔，能深入体内潜伏病理产物之脉络，以搜剔毒瘀直达病根，尽除毒邪，其药性

峻猛远非一般草木之品可比，所以疗效显著。

叶天士有言："久病邪正混处其间，草木不能见效，当以虫蚁疏通逐邪。"吴鞠通亦说："以食血之虫，飞者走络中气分，走者走络中血分，可谓无微不入，无坚不破。"笔者曾治疗一例口腔癌术后复发患者，患者服用本方之后，在其口腔上端的空洞处脱落灰白色坏死物甚多，复查 CT 示肿瘤缩小。可见此方有"无坚不破"之力。

**案例** 张某，女，69 岁。2019 年 9 月 3 日初诊。

患者 17 年前因"口疮"至当地医院就诊，确诊为口腔恶性肿瘤，予以手术治疗，病理示"腺样囊性癌"，术后一直随访。至 2017 年年底出现复发，予以粒子植入治疗。

症见：容貌消瘦，面色不华，神疲乏力，右侧颜面刺痛瘙痒，痒从骨发，抓挠无法止痒，纳一般，大便偏干，小便尚利，舌淡紫暗有散在瘀斑瘀点，苔薄，脉弦。辨为口腔癌之病，阳虚痰凝证。拟阳和汤合抵当汤加减。

汤剂：熟地 15g，干姜 9g，炙麻黄 6g，鹿角霜 15g，炒芥子 12g，肉桂 9g，党参 15g，透骨草 30g，石见穿 30g，泽漆 60g，炒白术 12g，炒枳壳 10g。14 剂，水煎服。

散剂：大黄粉 3g，桃仁 6g，水蛭 3g，虻虫 3g。7 剂，打粉吞服，日两次。

二诊时，患者诉颜面深部的痒痛明显减轻，并从口腔窦道脱落灰白色组织如杏仁大小。再予前方加减巩固服用至今，病情一直稳定。

对于一些根深蒂固的肿瘤毒邪，必须要用虫蚁之品才能到达病所。曹颖甫在《经方实验录》中也认为三棱配莪术为治血结之初起者，及其已结则力不胜矣，而非水蛭、虻虫之类不可也。

这些观点对指导肿瘤用药亦有着重要的指导意义，笔者也因此说抵当汤（丸）是虫蚁抗癌法的祖方。

抵当汤原方："水蛭三十个（熬），虻虫三十枚（熬，去翅足），桃仁二十个（去皮尖），大黄三两（酒浸）。上四味，为末，以水五升，煮取三升，去滓，温服一升。"抵当丸剂量略大，但变剂型为丸剂之后，每次服用量就少了。

原文方后注言："晬时，当下血；若不下者，更服。"在临床上，不一定会见到"下血"的表现，笔者认为以大便次数为度具有操作性，服药后大便一般不超过 3 次，若泻下次数明显增多，则应减量或暂停。

汤剂参考处方：水蛭 6g，虻虫 6g，桃仁 12g，大黄 12g，水煎服，日一剂。

丸剂参考处方：水蛭 30g，虻虫 30g，桃仁 30g，大黄 30g，研粉水泛为丸，每丸重 3g，日服 1～2 丸。

临床上笔者最常用的剂型还是散剂。虫蚁药用散剂入药，价廉效确，也能节省药材。参考剂量：水蛭 30～60g，虻虫 30～60g，桃仁 30～60g，大黄 30～60g，研粉，每日吞服 6～9g，每次吞服 3～4.5g，以温水吞服或与汤药同服。患者有时会嫌药味咸腥，难以入口，因此亦可灌入胶囊服用。

### 8.法在加减化裁

临床上笔者经常将此方与他方合用，如八珍汤、逍遥散、六君子汤、桂枝茯苓丸、参苓白术散等，仲景的大黄䗪虫丸就含有抵当丸的药物组成。

根据仲景原意，一般运用本方以下腹部疾病为主，但经过化裁，笔者认为也是可以用于上部恶性肿瘤甚至全身肿瘤治疗的，其最重要的应用指征就是有"瘀"证。

比如脑恶性肿瘤，可以合用天麻钩藤饮、神仙解语丹、半夏白术天麻汤等；治疗肺部恶性肿瘤，可以合用泽漆汤、血府逐瘀汤、沙参麦冬汤等；治疗上腹部恶性肿瘤，可以合用小柴胡汤、逍遥散、金铃子散等；治疗四肢恶性肿瘤，可以合用桂枝芍药知母汤、黄芪桂枝五物汤、独活寄生汤等。

临证需注意的是，抵当汤（丸）用久容易耗伤阴液，笔者一般在用2～3个月之后考虑合用养阴滋血类药物，如当归、芍药、制黄精、山药、麦冬等。

**案例** 陈某，男，72岁。2019年2月3日初诊。

患者因"黑便"至当地医院就诊，确诊为结肠癌肝多发转移，建议使用化疗，患者拒绝，遂来求诊中医。

症见：容貌消瘦，面色不华而黯黑粗糙，神疲乏力，纳差，腹痛隐隐，大便干结不调、色黑，小便尚利，右胁下有拳头大小硬块，舌淡紫暗苔薄腻，脉弦硬犹如弓弦、上下搏动犹如刀刃切指感。辨为肠癌之病，肝郁脾虚证。癌病患者若见弦劲之脉，是为"偃刀脉"，应该是重症。正如《败脉歌》曰："偃刀坚急，循刃责责。"此患者即是此脉，真脏色露，命不久矣。拟逍遥散合抵当汤加减。

处方：柴胡 10g，炒黄芩 9g，炒当归 10g，炒赤芍 18g，炒白术 15g，茯苓 15g，党参 15g，大黄 6g，桃仁 12g，水蛭 6g，虻虫 6g，赤石脂 30g（包煎），炙甘草 9g。7 剂，水煎服。

二诊时，患者诉大便较前通畅，腹痛减轻，体力有所增加。再予前方，加减巩固四月余。经过一段时间治疗，患者症状控制尚平稳。然而继续服用中药两月余后，患者病灶出现增大，并发恶性肠梗阻合并感染性休克而亡故。

总的来讲，抵当汤（丸）证的症脉繁多，临证应用时既要合看，又要分辨。只要详细辨证，紧扣病机，可不受中西医各病种所限，投之能收异病同治之效。若一症突出时，应辨其病位之深浅，病情之轻重，用药亦应灵活变通，以奏其效。若病重势急，则用抵当汤；若病轻势缓，可改汤为丸，以图缓攻。

抵当汤（丸）在临床上的适用范围还是比较宽的，凡有瘀血征象的都可酌情选用。笔者临床有时会选用抵当汤（丸）半方，即水蛭和虻虫两味药，或水蛭和桃仁两味药，并把它称之为半个抵当汤方。

有学者认为，水蛭含有水蛭素，其抗凝作用极强，对于易于出血或有出血倾向者禁用。笔者认为不能绝对而论，需辨证对待。上案患者"黑便"就疑有消化道出血。仲景抵当汤证中就有"大便反易，其色必黑"之症，并认为"下血乃愈"。其机理有待进一步研究。

　　学仲景方，不能流于粗浅，须深入探究，然亦不能拘泥于字眼、钻牛角尖。《鬼谷子》谓："执形而论相，管中窥豹也。不离形，不拘法，视于无形，听于无声，其相之善者也。"

# 五、鳖甲煎丸
## ——复法大方之制

### 1. 初识鳖甲煎丸

乍一看鳖甲煎丸的组成，药味如此之多，组方如此之繁，就有一种让人望而生畏的逃避感，没有想去进一步深入研究的兴趣。

笔者非常欣赏国医大师裘沛然先生对复法大方的认识。裘老认为，复方大方在治法上的主要特点之一是多法兼备，他评价说："兼备法并不是一个杂凑的方法，其处方既寓有巧思，而配伍又极其精密，这是中医处方学上一个造诣很深的境界。"陈修园《医学从众录》引喻嘉言语"大病需用大药"正是此意。

确实如此，复法大方的处方若处理不好方内药物与药物之间、治法与治法之间的关系，则如杂乱拼凑药物无异。

细数《伤寒杂病论》中的 200 多首方剂，大部分的方子药味都不多，大都由 3 ~ 7 味药组成。据统计，仲景方中组成药味数在 7 味以下的方剂占总数的 90% 以上。

《内经》言："君一臣二，制之小也；君一臣三佐五，制之中也；君一臣三佐九，制之大也。"可以说，仲景用方是以小方、中方为主。而鳖甲煎丸组成药物达 25 味之多，作为仲景为数不多的代表性大方之一，值得深入研究。

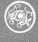

我们先来看一下《金匮要略·疟病脉证并治》原文："病疟以月一日发，当以十五日愈；设不差，当月尽解；如其不差，当云何？师曰：此结为癥瘕，名曰疟母，急治之，宜鳖甲煎丸主之。"

鳖甲煎丸方：鳖甲十二分（炙），乌扇三分（烧），黄芩三分，柴胡六分，鼠妇三分（熬），干姜三分，大黄三分，芍药五分，桂枝三分，葶苈一分，石苇三分（去毛），厚朴三分，牡丹皮五分（去心），瞿麦二分，紫葳三分，半夏一分，人参一分，䗪虫五分（熬），阿胶三分（炙），蜂窝四分（炙），赤硝十二分，蜣螂六分（熬），桃仁二分。上二十三味为末，取煅灶下灰一斗，清酒一斛，浸灰，后酒尽一半，着鳖甲于中，煮令泛烂如胶漆，绞取汁，内诸药，煎为丸，如梧子大，空心服七丸，日三服。

如果包括方后的灶下灰和清酒在内的话，本方共计25味药物，确实药味颇多，可谓仲景之最大方。

## 2.方中有方，法中有法

纵观本方，有行气活血、祛瘀化痰、软坚散癥之功效。

方中鳖甲（即清酒经灶下灰滤过，煮鳖甲烂如胶漆）为君药，取鳖甲入肝软坚化癥，灶下灰消癥去积，清酒活血通经，三者混为一体，共奏活血化瘀、软坚消癥之效。复以鼠妇、䗪虫、蜣螂、蜂窠等攻逐之品，以助破血消癥之力。柴胡、黄芩和少阳而调肝气；桂枝、白芍解表和营；大黄、赤硝活血泻下；半夏、厚朴、乌扇（射干）行郁气而消痰癖；干姜温中，与黄芩相伍，辛开苦降而调节寒热；桃仁、牡丹、紫葳活血化瘀而去干血；葶苈子、瞿麦、石韦利水祛湿；人参、白芍、阿胶补气养血而扶正气。

张秉成在《成方便读》中分析："方中寒热并用，攻补兼施，化痰行血，无所不备。而又以虫蚁善走入络之品，搜剔蕴结之邪；柴桂领之出表，硝黄导之降里；煅灶下灰清酒，助脾胃而温运；鳖甲入肝络而搜邪。空心服七丸，日三服者，取其缓以化之耳。"把鳖甲煎丸的组方思路分为四大方面：一为"出表"以达邪；二为"降里"以攻邪；三为"温运"以扶正；四以鳖甲为主药物而"搜邪"。

王子接的《古方选注》所论更为细致："本方都用异类灵动之物，若水陆，若飞潜，升者降者、走者伏者咸备焉。但恐诸虫扰乱神明，取鳖甲为君守之，其泄厥阴破癥瘕之功，有非草木所能比者。阿胶达表息风，鳖甲入里守神，蜣螂动而性升，蜂房毒可引下，䗪虫破血，鼠妇走气，葶苈泄气闭，大黄泄血闭，赤硝软坚，桃仁破结，乌扇降厥阴相火，紫葳破厥阴血结，干姜和阳退寒，黄芩和阴退热，和表里则有柴胡、桂枝，调营卫则有人参、白芍，厚朴达原劫去其邪，丹皮入阴提出其热，石韦开上焦之水，瞿麦涤下焦之水，半夏和胃而通阴阳，灶灰性温走气，清酒性暖走血。统而论之，不越厥阴、阳明二经之药，故久疟邪去营卫而着脏腑者，即非疟母亦可借以截之。《金匮》惟此丸及薯蓣丸药品最多，皆治正虚邪着久而不去之病，非汇集气血之药攻补兼施未易奏功也。"

王氏之论提出了复法大方的组方根源在于"正虚邪着久而不去之病，非汇集气血之药攻补兼施未易奏功"，提示凡正不足而邪有流滞之病证者则有必要使用复法大方。

其实从鳖甲煎丸的组方中可以看到桂枝汤、小柴胡汤、大承气汤的影子，此为三阳经而设，使邪从表出；又有半夏厚朴汤、桂枝茯苓丸、桃核承气汤、下瘀血汤的影子，此为痰、气、瘀、水而设，使邪从内化。

仲景用复法大方，可谓方中有方，法中有法。这才是我们应该学习的重点。

### 3. 疟母与肿瘤

什么是"疟母"？其发生往往为疟疾迁延日久，邪气留而不去，聚于胁下，日久气滞、血瘀、痰凝，结成癥瘕。正如《张氏医通》卷三所曰："疟母者，顽痰夹血食而结为癥瘕。"

从病势上看，此病证属正虚邪实，因其致病因素非常复杂，故治疗上需数法兼备以治其本。疟病反复发作，仲景认为其症结为疟母作祟，故须除母为法。

而除母者，难以速去，故以复法大方之制治之。正如《圣济总录》曰："论曰疟母者，病疟不差，结为癥瘕是也。邪伏于阴，故久而成形，不治其母，虽或时差，已而复发，其本未除故也。治宜以破结削癥之剂，除其病本。"疟母非急病，然仲景原文用"急治之"，不解，或为讹误。

如此来论，肿瘤之为病亦是虚人之体而有痰瘀互结之证，与"疟母"之发病如出一辙，因此其治法亦可借鉴。

鳖甲煎丸的核心病机是邪结少阳，故少阳枢机不利是其根本，故方中小柴胡汤为鳖甲煎丸整个方子的主心骨，处方之时小柴胡汤之意不可去，去则非鳖甲煎丸矣。

而临床上腹腔的一些恶性肿瘤如肝癌、胆囊癌等，在发生发展过程中往往有少阳见证。比如肝癌从慢性病毒性肝炎到肝硬化，再到肝癌的发生，其病程即如"疟母"的形成轨迹。同时，肝癌的临床表现亦常见少阳证者。

恶性肿瘤，在临床上属于疑难杂症。由于肿瘤的病因病机错综纷繁，若给予单一的治法未免顾此失彼而难以概全，因此以复杂应对复杂，或有转机。当代诸多医家皆认为，肿瘤的治疗若从多法合用入手，有助于提高药物的有效性。医家治疗肿瘤时，一般处方偏大、治法偏杂。因此，肿瘤的治疗采用复法大方可谓有理有据。而鳖甲煎丸的处方思路，正可以为我们效仿。

## 4. 鳖甲之妙

方中以咸平之鳖甲为君。首先是鳖甲具有很好的化痰软坚作用，《神农本草经》言其："主心腹癥瘕坚积、寒热，去痞、息肉、阴蚀、痔、恶肉。"可知鳖甲有很好的化癥之功效，能去息肉及恶肉，《日华子本草》亦载"破癥结恶血"，甄权《药性论》载治癥癖方：鳖甲、诃黎勒皮、干姜末等分为丸，空心下三十丸，再服。

其次，鳖甲尚有很好的清虚热、除骨蒸的作用，以治疟病寒热交作，即《神农本草经》所言主"寒热"，《名医别录》亦载能"疗温疟"，如《补缺肘后方》载治老疟久不断者方："先炙鳖甲，捣末，方寸匕，至时令三服尽。"

肿瘤作为一种"结"病，无论气结、痰结、瘀结等，有形之结不离痰瘀，因此鳖甲既擅化痰软坚，又能破血软癥；同时，仲景原方治疗疟母寒热，对于腹腔肿瘤晚期出现的发热性疾病，尤其是癌性发热骨蒸者，可谓中的。

值得注意的是，方中的鳖甲并不是用鳖甲原药，而是用鳖甲胶。其方后注明确说："着鳖甲于中，煮令泛烂如胶漆。"仲景在本方中为何要用鳖甲胶？笔者认为，鳖甲胶源于鳖甲，由鳖甲熬制而成，其性味、归经、功效及注意事项等均与鳖甲相似，然青出于蓝而胜于蓝，鳖甲经长久熬制为浓缩之胶，其滋阴散结之效更甚于鳖甲，正如《动物本草》中所说的："鳖甲与鳖甲胶，气味功用相近，然胶原于甲，性味尤阴，故能力补至阴。"

### 5. 物以类聚

方中鼠妇、䗪虫、蜣螂、蜂窠四物，乃虫蚁之品，有搜剔攻坚之功，在方中的作用不容小觑。《临证指南医案》云："虫蚁迅速飞走诸灵，俾飞者升，走者降，血无凝着，气可宣通，与攻积除坚，徒入脏腑者有间。"

鼠妇，俗称地虱，《诗经》里称为"伊威"，《诗·豳风·东山》："伊威在室，蠨蛸在户。"陆玑疏注："伊威，一名委黍，一名鼠妇，在壁根下瓮底土中生，似白鱼者也。"《神农本草经》载鼠妇："主气癃不得小便，妇人月闭血瘕，痫，寒热，利水道。"说明鼠妇功善破血利水。《本草求原》亦载："主寒热瘀积，湿痰，喉症，惊痫，血病，喘急。"

䗪虫，又称土元、土鳖虫等。味咸寒，能入血分，《神农本草经》云："主治心腹寒热洗洗，血积癥瘕，破坚，下血闭。"䗪虫乃破血逐瘀、软坚散结之要药。《本草经疏》所载甚详："生于下湿土壤之中，故其味咸，气寒。得幽暗之气，故其性有小毒。以刀断之，中有白汁如浆，凑接即连，复能行走，故今人以之治跌仆损伤，续筋骨有奇效，乃足厥阴经药也。夫血者，身中之真阴也，灌溉百骸，周流经络者也。血若凝滞则经络不通，阴阳之用互乖，而寒热洗洗生焉。咸寒能入血软坚，故主心腹血积、癥瘕血闭诸证，血和而荣卫通畅，寒热自除，经脉调匀，月事时至，而令妇人生子也。又治疟母为必用之药。"

关于䗪虫治疗跌仆损伤之功效，多年前家乡有一老者善藏古方，一日授余一金创方。方子很简单，就是一味䗪虫，用法为打粉酒调敷患处。有乡友用之，果效。其活血化瘀之力可见一斑。

蜣螂，就是屎壳郎，《神农本草经》载："主小儿惊痫瘛疭，腹胀寒热，大人癫疾狂易。"并未明确指出其攻坚化癥的功效，然细思之,惊痫、瘕疝、癫狂皆肝经之风病也。风病者,一曰血虚,二曰血实,说明蛴螬有入血之功。《长沙药解》则明言蛴螬"善破瘕,能开燥结。"

蜣螂,性喜推屎,屎为食之糟粕,蜣螂之性有如推陈去糟粕,故古人称蜣螂又为"推虫""推丸""转丸"等。如《庄子》云:"螂之智,在于转丸。"《太平圣惠方》载一治鼻中息肉方:"蜣螂一十枚,纳青竹筒中,以刀削去竹青,以油单囊筒口,令密,纳厕坑中,四十九日,取出曝干,入麝香少许,同细研为散,涂息肉上。"可见,蜣螂亦有化瘀消癥的功效。

蜂窠,即露蜂房,《神农本草经》云:"主惊痫瘛疭,寒热邪气,癫疾,肠痔。"与蜣螂的主治非常相似,有祛风和血之功。而蜂窠为黄蜂的窠巢,乃黄蜂久居之地,必然有其蜇咬攻击之性。蜂窠,我们从外形上看,非常像人体的肺,中空而有隔层,故笔者喜用蜂窠治疗肺部肿瘤,以形治形也。同样,如海浮石有化痰散结之功,笔者亦喜用其治肺癌,因其形状中空,质地轻盈,可达上焦。

蜂窠入药,若为汤剂,口感不佳,可酌加生姜调之。

有意思的是,蜂窠可以治疗蜂毒,《名医别录》云:"疗蜂毒,毒肿。"说明蜂窠有很好的解毒作用。《千金要方》记载了用蜂窠治蜂螫人的验方:"露蜂房末,猪膏和敷之。"

以上四药的配伍,可谓物以类聚,力往一处使,搜剔入络,祛瘀消癥,其性峻猛,用以治疗如疟母之肿瘤性疾病,可以起到消癥祛瘤之功,应该是本方发挥攻坚作用最重要的药物组成。正如吴崑《医方考》所云:"鼠妇、䗪虫、蜣螂、蜂窠皆善攻结而有小毒,以其为血气之属,用之以攻血气之凝结,同气相求,功成易易耳。"

### 6. 懂得攻补之道

方中人参、白芍、阿胶等药所设为何?这不得不谈到肿瘤"虚"的问题。

苏轼《范增论》言:"物必先腐也,而后虫生之;人必先疑也,而后谗入之。"邪之所凑,其气必虚;癌之所生,其体先虚。

那么,我们不禁发问,是否每个患者肿瘤的发生都"虚"呢?"虚"的病机在肿瘤发生发展过程中的地位究竟如何?何阶段存在"虚"?"虚"是不是伴随肿瘤发生发展的全程?"虚"到底"虚"在何处?

笔者认为,正气不足肯定是恶性肿瘤发生的内在条件。如张元素《活法机要》曰:"壮人无积,虚人则有之,脾胃不足及虚弱之人皆有积聚之病。"李中梓在《医宗必读》中论述"积"的病因时指出:"积之成者,正气不足,而后邪气踞之。"张景岳也明确提出:"虚弱失调之人,多有积聚之病。"人之正气是脏腑维持正常生理功能和机体抵御外邪侵袭的重要能力,正气亏虚则卫外无能,正虚是肿瘤发生的根本。

肿瘤的演变无疑是正邪斗争的过程,而正气是起决定性作用的,正气盛则肿瘤去,正气衰则肿瘤成,正气败则肿瘤独胜。因此，"虚"是一个相对的概念，可能是局部虚，也可能是整体虚；可能是脏腑虚，也可能是气血虚；可能此时是脾虚，也可能彼时是肾虚，不可定数。而"虚"作为肿瘤发生发展的病机，必然是贯穿肿瘤全程的。

因此，临证之道，必然要谨守病机，根据疾病的邪正虚实而立法处方，正如《景岳全书》所云："治积之要，在攻补之宜。"掌握了虚实的辩证关系，就懂得了攻补之道。

《素问·至真要大论》载："坚者削之，客者除之，结者散之，留者攻之。"仲景立鳖甲煎丸正是基于此，根据肿瘤虚实夹杂的病机，在行气、活血、化痰、利水等攻邪的基础上，佐以扶正补气养血。人参补气，白芍、阿胶补血，鳖甲坚阴，干姜温阳，从全方来看，气、血、阴、阳四维兼顾。由此可见，在鳖甲煎丸方中，就补法而言，亦是多种补法并用，可谓是大方复法中还有复法。此种微妙处置，学习之时必然不能囫囵而过。

因此，对于肿瘤而言，欲用复法攻伐之时，要细分气、血、痰、瘀、水、火、湿、燥等不同邪实；而欲用复法扶正之时，要细分气、血、阴、阳、津、液、精、神等虚损。同时，还需分清邪实和虚损的轻重程度、脏腑所属、主次因果等。

## 7. 灶下灰与清酒

鳖甲煎丸方后注云："取煅灶下灰一斗，清酒一斛，浸灰，后酒尽一半。"方中为何要用煅灶下灰以及清酒？

吴崑《医方考》云："方中灰酒，能消万物，盖灰从火化也；渍之以酒，取其善行。"所言极是。《名医别录》载酒"主行药势，杀百邪恶毒气"。方中用酒，在于取其入血行血之功，另外酒煎鳖甲胶，可去腥气。

灶下灰为何物？李时珍《本草纲目》引《道书》云："灶下灰火谓之伏龙屎，不可香事神。"陶弘景于《本草经集注》云："此煅铁灶中灰尔，兼得铁力故也。"陈藏器云："灶突后黑土，无毒。主产后胞衣不下。"说明灶下灰有散瘀血之功，且祛瘀作用不小，故可治癥瘕积聚。

目前灶下灰已经极少用，药房、药店一般不备，甚至连农村里烧柴灶的也越来越少，确实是难以获得。若临证时不欲违背仲景原意而又不可得时，笔者认为可以用焦山楂（山楂炭）替代，取其能入血并活血之功。肿瘤患者，往往有食欲不佳的困扰，而焦山楂既能促进食欲，又能化瘀散结，是一药两用之举。同时，炭药又有收涩的作用，尤其是肿瘤患者伴有食欲差而大便溏薄的患者更加适宜。

中药药理学认为，某些中药用醇提可以增加其效用。至于清酒，笔者认为用黄酒替代亦可，总是为行药势之用，若为肝细胞癌患者，亦可去之。

## 8. 不求速达，丸药缓图

鳖甲煎丸虽然多法兼备，集猛药于一方，但并不求速达，而是以丸药缓消癥积，正如林珮琴《类证治裁·积聚》载："积聚由渐而成，治必由渐而去，故缓攻通络，勿峻用吐下。"

肿瘤的发生非一日之功，丸药缓图既顾虑到了肿瘤正气不足的基础，又因久病伏邪深重，痰瘀水毒相互胶结，病机复杂，癌根深藏，只能慢慢消散，即是抽丝剥茧之法，实乃治癌求本之道。

笔者在临床上，常常会使用两种剂型（汤丸结合、汤散结合或膏散结合等）或两个汤方合用的情况。就汤丸结合而言，在使用鳖甲煎丸时，常常会以一方剂为汤，而鳖甲煎丸取丸剂入汤或另吞。汤者荡也，丸者缓也，两种剂型合用之后，主治方向非常灵活，可以一主一次，一攻一守，一对症一对因，对于肿瘤的复杂多变或许更有针对性。

同时，对于肿瘤患者善后之方，尤其是肿瘤术后无瘤阶段为预防复发转移的患者，若长服汤剂已无必要，制成丸剂服用就非常便捷可取了。

如把本方改为丸剂，笔者临床常用的参考剂量：

鳖甲 150g（炙），乌扇 30g（烧），黄芩 15g，柴胡 45g，鼠妇 30g（熬），干姜 30g，大黄 30g，芍药 60g，桂枝 30g，葶苈 30g（熬），石韦 30g（去毛），厚朴 30g，丹皮 60g（去心），瞿麦 15g，紫葳 30g，半夏 15g，人参 15g，䗪虫 60g（熬），阿胶 30g（炙），蜂房 30（炙），赤硝 60g，蜣螂 45g（熬），桃仁 15g。

上药共为细末，炼蜜为丸，每丸重 6g，日服 1 丸，空腹服用。

## 9. 临证举要

使用本方的着手点为胁下肿块坚硬，痰瘀寒热夹杂，同时有少阳枢机不利的表现。

笔者认为，肝癌、胆囊癌、胰腺癌、慢性粒细胞白细胞、腹腔转移性癌等肿瘤的中医诊治可以参考应用鳖甲煎丸。症见癥积结于胁下，推之不移，往往见神疲乏力，面色不华，情绪低落，时有寒热，多有口干口苦之症，平素怕风，肢体多不温，腹中疼痛，肌肉消瘦，不欲饮食，大便偏干，女子经闭等；舌质偏暗，可有瘀点瘀斑，脉细或弦细。

**案例** 张某，男，49岁。2015年7月26日初诊。

患者胃癌术后1年余复发伴肝转移。2014年3月因胃脘疼痛不适，在当地医院查胃镜和病理检查结果示胃腺癌。行胃部大部切除术，术后化疗10个周期。至2015年初复查发现胃癌复发，并出现肝脏转移灶多枚。

刻诊：神疲乏力，面色不华，纳差，胁部隐痛可及硬块，大便溏烂，色偏黑，小便偏黄，晨起口苦，平素怕风，四肢不温，夜寐多梦。舌暗红有瘀点，苔薄白略浊，脉细。查大便隐血阳性；血常规示轻度贫血，Hb95g/L，肝肾功能无殊。思之，患者寒热错杂，痰瘀夹杂，而气血不足为本，属于病情复杂之疾。治以扶正达邪，复法大方之制。方以鳖甲煎丸加减而酌加健脾之力。

处方：鳖甲30g（先煎），柴胡10g，黄芩12g，姜半夏10g，生晒参9g，干姜10g，制军6g，桂枝12g，赤芍12g，桃仁 9g，炒丹皮 9g，凌霄花 9g，射干 9g，厚朴 10g，葶苈子 15g，石韦 10g，瞿麦 9g，䗪虫 12g，蜂房 6g，虻虫 6g，焦山楂 30g，炒白术 12g，炙甘草 6g，鸡内金 9g（研粉，分吞），阿胶 6g（烊冲）。14 剂，每日 1 剂，日 2 服。

8 月 9 日二诊：患者疲乏减轻，纳谷有所增加，大便隐血复查两次皆阴性，余基本同前。继续守原法，原方去阿胶；加赤石脂 15g，补骨脂 15g。

之后反复以本方加减服用半年。患者体力增加，精神明显好转，复查显示残胃病灶有缩小，血红蛋白亦接近正常，然肝脏多发转移灶变化不明显。至 2017 年的年中，患者诉服药已两载，欲停药。嘱其继服，患者不肯，遂停药观察。至 2018 年年底来复诊时，出现多发肺转移及多发骨转移，终不治，于 2019 年 3 月死亡。

从临床报道来看，以鳖甲煎丸治疗原发性肝细胞癌较多。

原发性肝癌起病症状多隐匿，早期症状不明显，难以早期发现，一旦出现症状，病情多已经进入中晚期；又因为大多数患者有肝炎、肝硬化背景，在临床上常见症状为胁下肿块、疼痛难忍、腹大胀满、消瘦浮肿等。《诸病源候论》曰："盘牢不移动者，是之，言其形状可验也。若积引岁月，人即柴瘦，腹转大，遂致死。"肝癌的预后不佳，因此，若本病能终止于肝炎或肝硬化阶段，则为治未病之道。笔者曾治疗一肝癌（胆管细胞癌）患者，长期服用，起到了一定的延长生存时间的作用。

**案例** 徐某，女，2018 年 5 月 4 日初诊。

患者 5 年前因乏力纳差就诊当地医院，查 B 超示肝脏占位，进一步予以行肿块穿刺确诊为肝内胆管细胞癌。遂予以吉西他滨联合替吉奥化疗，同时予以阿帕替尼靶向治疗，4 个周期后复查肿瘤未见明显缩小，并出现骨髓抑制，予以集落刺激因子等其他治疗后遂来门诊。

症见胁下痞胀疼痛，神疲乏力，脘痞而痛，嗳气时作，纳呆便溏，平素畏寒肢冷，舌淡苔薄浊，脉弦细。予以四君子汤、芍药甘草附子汤合鳖甲煎丸加减。

汤剂：党参 15g，茯苓 12g，炒白术 12g，炙甘草 6g，当归 10g，炙黄芪 30g，炒白芍 40g，制附子 15g，炒枳壳 18g，草豆蔻 6g，炒山楂 12g，广藿香 9g。14 剂，水煎服。

丸剂：鳖甲 30g，制军 6g，芒硝 3g，桃仁 9g，炒丹皮 9g，凌霄花 9g，干姜 10g，赤芍 12g，葶苈子 15g，射干 9g，瞿麦 9g，石韦 15g，柴胡 12g，黄芩 12g，桂枝 12g，厚朴 10g，姜半夏 10g，党参 15g，䗪虫 12g，蜂房 6g，阿胶 6g。14 剂，制作水丸，每服 3g，日 2 服。

患者服药后，胁下疼痛减轻，纳差逐渐好转，乏力一度减轻。患者继续靶向治疗，中药亦予以前方加减，存活近 2 年，状态始终较好。

另如慢性粒细胞性白血病，体征以巨脾为特征，其临床特点亦类似于"疟母"，根据其临床症状表现和中医学的症状描述，亦隶属"癥瘕"范畴。文献报道，中国中医科学院西苑医院曾用鳖甲煎丸治疗 40 例白血病，取得一定的效果。笔者亦试用于慢性粒细胞白血病的治疗，对改善患者的症状确能起到一定的作用，如下案吴某。

**案例** 吴某，男，患慢性粒细胞性白血病，2016 年 5 月 8 日初诊。

患者 1 年前因胸骨痛，夜间盗汗，乏力，体检白细胞 15 万，脾大肋下 3 指。当地医院骨髓片：骨髓增生极度活跃，粒系占 93.5%，红系占 4.5%，粒系增生明显活跃，原始粒偏高，早、中、晚幼粒增加。间断服用羟基脲治疗。

症见乏力，口苦，胁下痞硬有块，夜间盗汗，纳呆，腹部胀满，便溏，舌淡暗，苔薄，脉弦细。予以鳖甲煎丸加减。

处方：鳖甲 30g（先煎），牡蛎 30g（先煎），紫石英 30g（先煎），射干 9g，柴胡 12g，桂枝 12g，干姜 10g，黄芩 12g，制军 6g，赤芍药 12g，桃仁 9g，石见穿 30g，葶苈子 15g，石韦 15g，厚朴 10g，炒丹皮 9g，瞿麦 9g，姜半夏 10g，生晒参 9g，䗪虫 12g，蜂房 6g，炙甘草 6g，焦山楂 30g，鸡内金 12g（研粉，吞）。14 剂，水煎服。

患者服药后，乏力纳差逐渐好转，继服 3 月余，症状改善明显，改为丸剂服用。后患者检查为费城染色体阳性，服用格列卫（伊马替尼）靶向治疗，病情稳定。

# 六、大黄䗪虫丸
## ——缓中补虚：肿瘤恶病质的治则

### 1. 大黄䗪虫丸与恶病质

先来看一则冉雪峰先生的医案。

陈某，万县人，半业医，半开药铺。有女年十七，患干血痨。经停逾年，潮热、盗汗、咳逆、不安寐，皮肉消脱，肌肤甲错，腹皮急，唇舌过赤，津少，自医无效，住医院亦无效。抬至我处，困惫不能下轿，因就轿边诊视。脉躁急不宁，虚弦虚数。予曰：脉数、身热、不寐，为痨病大忌，今三者俱全，又加肉脱皮瘪，几如风消，精华消磨殆尽，殊难着手。渠乃为敷陈古今治痨方治，略以《金匮》以虚痨与血痹合为一篇颇有深意，仲景主小建中阴阳形气俱不足者调以甘药，唐孙氏又从小建中悟出复脉汤，仲景用刚中之柔，孙氏用柔中之刚，功力悉敌。究之死血不去，好血无由营周，干血不除，新血无由灌溉。观大黄䗪虫丸，多攻破逐瘀之品，自注缓中补虚，主虚痨百不足。乃拟方：

白芍六钱，当归四钱，生地四钱，鳖甲五钱，白薇三钱，紫菀、百部各三钱，甘草一钱，大黄䗪虫丸十粒。煎剂分二次服，丸药即二次用药汁吞下。

十日后复诊，咳逆略缓，潮热、盗汗渐减。原方去紫菀、百部，加藏红花、琥珀末各八分，丸药米酒下。又十日复诊，腹皮急日渐宽舒，潮热、盗汗止，能安寐，食思渐佳，改用复脉汤，嘱守服久服。越三月，予在高笋塘闲步，在某药店门首见一女，酷似陈女，询之果然，系在渠家作客，已面有色泽，体态丰腴，不似从前尪羸。虚痨素称难治，然亦有短期治愈者。

此案颇有意味，女子患干血痨，类似于今之肺结核，冉氏用大黄䗪虫丸治愈，足见冉氏运用经方之功力。该女子患病后至"皮肉消脱，肌肤甲错"，冉氏思之乃"死血不去，好血无由营周，干血不除，新血无由灌溉"。仲景所言"内有干血"乃其症结所在，只有"干血"去除，才有可能病有所愈，故选大黄䗪虫丸而药中靶的，病渐向愈。

细思之，此女虽非肿瘤之疾，而其恶病质之表现及病机与肿瘤所致恶病质极其相似。因此，此方若用于治疗肿瘤恶病质，亦可谓是顺理成章。

恶病质亦称恶液质，表现为进行性消瘦，食欲下降，肌肉萎缩，全身乏力，水肿，贫血，低蛋白血症，全身骨骼肌消耗，且常规营养支持治疗效果不佳，后期累及全身各系统，引起多脏器功能衰竭而致死。多由癌症和其他严重慢性病引起。

对于恶性肿瘤而言，恶病质是肿瘤中晚期患者常见的并发症，临床发生率高达80%，可以说，肿瘤恶病质是肿瘤患者预后极差的代称。

细读大黄䗪虫丸证原文会发现，其所指与肿瘤恶病质颇为相似。

《金匮要略·血痹虚劳病脉证并治》中云:"五劳虚极羸瘦,腹满不能饮食,食伤,忧伤,饮伤,房室伤,饥伤,劳伤,经络营卫气伤,内有干血,肌肤甲错,两目黯黑,缓中补虚,大黄䗪虫丸主之。"

由上可见,大黄䗪虫丸证的"羸瘦""不能食""肌肤甲错""目黯"等症与肿瘤晚期并发恶病质的临床表现基本一致,尤其是消化道肿瘤、妇科肿瘤晚期等往往又会出现恶性腹盆腔积液而有"腹满"之症。

## 2. 干血与瘀血

大黄䗪虫丸条文中的"内有干血"是为点睛之语,而"干血"两字,颇可玩味。

仲景提到"瘀血"的条文计有 8 条,如《伤寒论》237 条:"阳明证,其人喜忘者,必有畜血。所以然者,本有久瘀血,故令喜忘,屎虽硬,大便反易,其色必黑者,宜抵当汤下之。"《金匮要略·惊悸吐衄下血胸满瘀血病脉证治》:"病人胸满,唇痿舌青,口燥,但欲漱水,不欲咽,无寒热,脉微大来迟,腹不满,其人言我满,为有瘀血。"那么,此处的"干血"是否等同于瘀血呢?

"干"者,谓凝结之意也。《易·渐卦》曰:"鸿渐于干。"郑注:"干,水傍,故停水处。"仲景用"干血"是来指代引起"五劳虚极"的"瘀血","干血"应该是"瘀血"的特殊类型。

"干血"，在仲景的原文中有3次提及，除大黄䗪虫丸条文外，其余两处分别为下瘀血汤和矾石丸条文。

如《金匮要略·妇人杂病》曰："妇人经水闭不利，脏坚癖不止，中有干血，下白物，矾石丸主之。"矾石，即白矾，《本经》载："主寒热泄痢，白沃，阴蚀恶疮，目痛，坚骨齿。"有治疗"恶疮"的功效。《本草纲目》载白矾有"蚀恶肉，生好肉"而治疗"恶疮"的作用。现今临床治疗痔疮的成药中，经常使用白矾。矾石丸证提到"脏坚癖"，再从症状来看，应包括子宫肿瘤在内，也说明仲景所言的"干血"绝非"瘀血"之意可尽。

大黄䗪虫丸条文中有诸多"劳"字，以及"羸瘦""虚"等字眼，说明本条与虚劳有关。虚者，病久体弱之谓；劳者，虚损日久之谓。魏荔彤曰："虚劳者，因劳而虚，因虚而病也。"因此，"虚劳"是因一些慢性疾病日久不愈而导致的慢性消耗性疾病的一个总称。

《素问·玉机真脏论》有"大骨枯槁，大肉陷下，胸中气满，喘息不便，其气动形……"的记载，主要描述的是"真脏见"，可以看作是肿瘤恶病质症的论述。"真脏"是对脉象的论述，即五脏真气败露之意。临床上往往是病情危重难治、预后险恶的脉象，与恶性肿瘤晚期极为类似。

因此，我们临证时可以从"虚劳"入手来论治肿瘤恶病质。

### 3. 缓中补虚

仲景在《伤寒论》《金匮要略》中，直言病机或病理的条文不算多，大多言治疗经过及结果，而本条条文则明确地提出了大黄䗪虫丸证的病机为"内有干血"，其病因为"五劳虚极"，治则为"缓中补虚"。这样的条文对于学习者来说，无疑是非常可贵的。

按照我们常规的思路，既然肿瘤恶病质病属虚劳，是为虚证，应该以补养气血阴阳为法，或四君子汤，或四物汤，或左归丸，或右归丸等，那仲景为何要如此立法用方？

张璐在《张氏医通》中指出："举世皆以参、芪、归、地等以补虚，仲景独以大黄䗪虫丸补虚，苟非神圣，不能行是法也……仲景乘其元气未离，先用大黄、䗪虫、水蛭、虻虫、蛴螬等蠕动吸血之物，佐以干漆、生地、桃仁、杏仁行去其血，略兼甘草、芍药以缓中补虚，黄芩开通瘀热，酒服以行药势，待干血行尽，然后纯行缓中补虚之功。"张氏之论很有见地，指出了仲景扶正祛邪的组方机理。

尤在泾也对大黄䗪虫丸的作用机理做了精辟阐述，他说："虚劳症有夹外邪者，如上所谓风气百疾是也；有夹瘀郁者，则此所谓五劳诸伤内有干血者是也。夫风气不去，则足以贼正气而生长不荣；干血不去，则足以留新血而渗灌不周，故去之不可不早也。此方润以濡其干，虫以动其瘀，通以去其闭，而仍以地黄、芍药、甘草和养其虚，攻血而不专主于血，一如薯蓣丸之去风而不着意于风也。喻氏曰'此世俗所称干血劳之良治也'。"

对大黄䗪虫丸证"缓中补虚"的治法，历代注家有不同认识。笔者以为，依据大黄䗪虫丸的方药组成、剂量及用法可知，本方实为峻药缓攻、补益阴血之剂，即以攻瘀通络为主，以甘润补虚为辅，目的在于渐消瘀血，恢复正气。通过攻补兼施，中焦脾胃的功能恢复，自然腹满消除，饮食能进，气血生化有源，则"内有干血"的外部表现如赢瘦、肌肤甲错、两目黯黑等症状会逐渐缓解。

正如王晋三在《绛雪园古方选注》中曰："缓中补虚者，缓舒也，绰也，指方中宽舒润血之品而言也。"尤在泾在《金匮要略心典》中进一步阐释："润以濡其干，虫以动其瘀，通以去其闭，而仍以地黄、芍药、甘草和养其虚，攻血而不主专于血。"认为本方具有"攻补兼施，扶正不留瘀，祛瘀不伤正"的特色。

本方消中有补，寓补于消，药虽猛峻，以丸缓治，使瘀祛新生，气血渐复，即所谓"缓中补虚"之意也。


## 4. 峻剂丸服

本方治虚劳而有瘀血干结之证。瘀血不去，新血不生，而瘀积已甚，已然耗损正气，正气无由恢复，故本方以祛瘀化积为主，辅以扶正养血之品。但五劳虚极之人不宜猛攻，故取峻剂丸服，意在缓消缓散，祛瘀而不伤正。

原方共 12 味药物：大黄十分（蒸），黄芩二两，甘草三两，桃仁一升，杏仁一升，芍药四两，干地黄十两，干漆一两，虻虫一升，水蛭百枚，蛴螬一升，䗪虫半升。上十二味，末之，炼蜜和丸小豆大，酒饮服五丸，日三服。

笔者拟定参考处方：制大黄 60g，黄芩 30g，甘草 30g，桃仁 60g，杏仁 60g，芍药 150g，干地黄 300g，干漆 30g，虻虫 60g，水蛭 60g，蛴螬 45g，䗪虫 30g。上药共为细末，炼蜜为丸，每丸重 3g，日服 3 次，每次 1 丸。

纵观本方，方中大黄逐瘀攻下并能凉血清热，䗪虫攻下积血，共为君药。蛴螬、水蛭、虻虫助君药以活血化积，攻逐干血，共为臣药。干漆、桃仁祛瘀化结，黄芩配大黄以清瘀热，杏仁配桃仁以润燥结且能破血降气，生地黄、芍药养血滋阴，共为佐药。甘草、白蜜和中补虚，以缓诸破血药过于峻猛伤正，酒服以行药势，是为使药。诸药合用，缓消干血，使瘀血去，新血生，则气血恢复，此即"补虚缓中"之意也。

## 5. 药解

此方的一大特色，就是方中有 4 味虫蚁之品，即虻虫、水蛭、蛴螬和䗪虫。

水蛭、虻虫、䗪虫，笔者在前文中已述。

蛴螬，即是金龟子的幼虫，《尔雅·释虫》中称"蟦（fèi）"；《神农本草经》则称"蟦蛴"，云："主恶血血瘀痹气，破折血在胁下坚满痛，月闭，目中淫肤、青翳白膜。"《名医别录》亦云："疗吐血在胸腹不去及破骨踒折血结，金疮内塞，产后中寒，下乳汁。"可见蛴螬有去"恶血"、化瘀结的功效。蛴螬可以治疗恶疮，如《子母秘录》载："治痈疽痔漏恶疮及小儿丹，末蛴螬敷上。"《日华子本草》曰："可敷恶疮。"

虫蚁之品多有去"恶血""恶疮"之效，此处"恶"，往往指难治的、凶险的病证，而肿瘤之病往往凶险难治，与"恶"相符，故以虫蚁之品治之，非常合适。

在大黄䗪虫丸方中，蛴螬无疑与其他3味虫类药共同发挥去"干血"的作用。《长沙药解》："蛴螬，能化瘀血，最消癥块。《金匮》大黄䗪虫丸用之，治虚劳腹满，内有干血，以其破瘀而化积也。"

因此，本方中4味虫蚁药是直接针对"干血"病机而设的，是本方的核心。吴鞠通在《温病条辨》中言："以食血之虫，飞者走络中气血，走者走络中血分，可谓无微不入，无坚不破。"

另外一味值得探讨的药物是干漆。

干漆，《神农本草经》载："主绝伤，续筋骨，五缓六急，风寒湿痹。"说明有化瘀生新的作用。《名医别录》则直接点出了其"消瘀"的功效："疗咳嗽，消瘀血痞结腰痛，女子疝瘕，利小肠，去蛔虫。"易水学派鼻祖张元素在《珍珠囊补遗药性赋》中更是精辟地指出干漆"消年深坚结之积滞，破日久凝结之瘀血"。《补缺肘后方》载："治妇人脐下结物，大如杯升，月经不通，发作往来，下痢羸瘦，此为气瘕，按之若牢强肉癥者不可治，未者可治。末干漆一斤，生地黄三十斤（捣绞取汁），

火煎干漆，令可丸，食后服，如梧子大三丸，日三服。"干漆化
瘀结的作用可见一斑，而干漆和生地两味药皆在大黄䗪虫丸中
出现。

可惜的是，仲景方中唯独大黄䗪虫丸方中有干漆，这样就
不利于我们总结其用药规律。但通过历代本草的论述，我们基
本可以认定，干漆擅长化瘀攻坚，用以治疗肿瘤瘀血证，必然
对症。只是此药药房一般不备，临证之时，笔者或去之，或以
莪术、郁金、煅瓦楞子代替，可资参考。

### 6. 方证指要

此方是治疗干血痨的有名方剂，历代医家多有论述和
记载。

《济阴纲目》用大黄䗪虫丸治疗"腹胀有形块，按之而痛
不移，口不恋食，小便自利，大便黑色，面黄肌削者"；《类方
准绳》则用于"结在内者，手足脉必相失"。

笔者在临床上主要用此方治疗肝癌、胆囊癌、胰腺癌、胃
癌、卵巢癌、白血病、淋巴瘤等出现恶病质；其患者特点一般
为少腹有块，拒按不移，面色萎黄，形体羸瘦，腹满不能饮
食，肌肤粗糙或络脉粗大，两目黯黑或皮肤色素沉着，舌有瘀
点瘀斑，色紫黯，脉多细涩或弦大中空。

我们来看一则岳美中先生用大黄䗪虫丸治疗肝硬化的医
案，从中可见此方化瘀积的效果非同寻常。

张某，男，49岁，机关干部。1968年秋出现肝区疼痛

不适，食欲减退，疲乏消瘦。1970 年 1 月突发高烧，体温达 40℃，昏迷 24 小时，伴有呕吐、抽搐等症状。入院检查：肝肋下 4.5cm，血压 110/56mmHg，黄疸指数 14 单位，谷丙转氨酶 220 单位。经治疗症状缓解出院。一个月后，又因高烧、昏迷、肝区疼痛、恶心、腹泻入院治疗。此后即常常反复发作，屡经中西医治疗无效。1972 年发现脾肿大，伴有肝臭味、肝区疼痛，经某医院检查确诊为早期肝硬化。于 1972 年 10 月来诊。

脉大数有涩象，面黧黑，舌边尖红有瘀斑，目黄、胁痛。肝炎虽然多数由湿热为患，但日久失治可以有多种转归，或肝肾阴虚，或脾虚肝乘，或阴损及阳，或气阴两虚。当求其本以治，不可概用轻利湿热之剂。此例病久入络，结合舌瘀、面黧黑，胁痛，肝硬，脉有涩象等，诊为血瘀气滞而肝硬，处以大黄䗪虫丸，日二丸，早晚各服一丸，并用《冷庐医话》化瘀汤，日一帖。药后体力渐增，疼痛渐减，药病相符，遂以此法进退消息，计服大黄䗪虫丸 240 丸，化瘀汤 180 剂。其间服柴芍六君汤加当归、瓦楞、橘叶。一年后肝脾亦不能扪及，肝功能化验正常，面华神旺，恶心呕吐消失，纳佳食增，于 1974 年 4 月基本痊愈，恢复工作。

## 7. 临证妙用

笔者曾治疗一例慢性粒细胞白血病患者，是一名外地务工人员，只可惜医案资料缺失，甚为遗憾。大致情况为一中年男性，因消瘦伴脾脏巨大而确诊。当时治疗慢性粒细胞白血病的靶向药物格列卫刚问世不久，患者因经济问题未能服用，只间断服用羟基脲治疗。笔者以大黄䗪虫丸改为散剂加减治疗几个月，患者脾脏缩小明显。患者回当地后，未后续治疗。

查阅文献可见，大黄䗪虫丸联合化疗对慢性粒细胞白血病患者缩小脾脏具有良好疗效，与化疗组对比，无论是脾脏缩小的程度或速度远比单纯化疗优越，其差别非常显著。不仅如此，还观察到该药对周围血象和骨髓的幼稚细胞似乎具有一定的抑制作用。单用大黄䗪虫丸大概还不能使慢性粒细胞白血病患者的骨髓象得到缓解，但作为辅助药物借以缩小脾脏，此药具有实用价值，值得临床参考。

笔者认为，大黄䗪虫丸去瘀生新，缓中补虚，方中的地黄、芍药、甘草等药物有濡养血脉和补虚缓急之意。本方之所以能够久用而不致发生明显副作用也许与此有关。当然，我们临证之时还可以加强益气养血的力量，笔者有时会合用当归补血汤、四君子汤等。

**案例** 陈某，女，68岁，退休职员。2015年10月3日初诊。

患者于2014年夏因"腹胀腹痛"就诊当地医院，诊断为卵巢癌伴肝、肺转移。无手术治疗指征，予以紫杉醇联合卡铂化疗4周期后而不能耐受。之后患者一直在当地予以中药治疗。直至1周前逐渐出现腹胀、纳差，复查CT示肿瘤进展，遂来诊。

刻下见患者腹部胀满，朝宽暮急，面色萎黄，两目黯黑凹陷，形体羸瘦，饮食不馨，每顿只食稀粥一小碗，下肢皮肤粗糙脱屑，大便二三日一行，小便偏少，舌有瘀斑连片，苔白腻，脉弦大而重按无力。极似大黄䗪虫丸证之干血内结，拟大黄䗪虫丸加减。

处方一：黄芩 9g，桃仁 12g，杏仁 9g，赤芍 12g，生地黄 15g，生晒参 9g，焦山楂 15g，莪术 12g，砂仁 6g（后下），豆蔻 6g（后下），甘草 9g，生姜 15g。7 剂，水煎服。

处方二：制大黄 12g，䗪虫 12g，虻虫 12g，水蛭 12g。1 剂，打粉吞服，每服 3g，日 2 次。

二诊时，患者诉服药后胃纳似有改善，二便较前畅快，余症状基本同前，效不更方，予以前方去杏仁，加茯苓 60g，继服 14 剂。

三诊时，患者诉腹胀减轻，饮食量虽然增加不大，但食可知味，二便通利，精神状态良好。

处方：黄芩 9g，桃仁 12g，赤芍 12g，生地黄 15g，生晒参 9g，茯苓 45g，白术 15g，炙黄芪 30g，焦山楂 15g，莪术 12g，豆蔻 6g（后下），甘草 9g。14 剂，水煎服。

之后皆以大黄䗪虫丸为基础加减治疗，约 3 个月后，患者体重较前增加 3～4kg，遂建议患者同时合用化疗，患者亦欣然接受。

笔者尚用本方治疗梗阻性黄疸。本方对肝内外胆管梗阻均有一定的缓解梗阻、消除黄疸及减轻临床症状的作用。

**案例** 王某，女，68 岁。2017 年 9 月 15 日初诊。

患者为结肠癌肝转移 1 年余，逐渐出现黄疸，查肝脏磁共振显示肝内胆管扩张，考虑为梗阻性黄疸，家属欲让其行手术放置引流管治疗，而患者本人则欲求中医试治。刻下：肤黄、目黄、尿黄，神疲乏力，大肉半脱，纳呆口苦，右胁隐痛，便干，舌淡红苔薄腻，脉细弦。拟大黄䗪虫丸加减。

处方：制大黄 20g，黄芩 12g，甘草 9g，桃仁 9g，杏仁 9g，赤芍 15g，生地黄 30g，虻虫 9g，水蛭 6g，䗪虫 12g，茵陈 60g，焦栀子 12g。7 剂，水煎服。并嘱用鲜蟾皮 1 张，浸黄酒过夜，贴于右胁部，2 日更换 1 次。

复诊时，皮肤黄染肉眼消退，查肝功能示黄疸指数较前明显下降，但仍偏高。予以原方加减继服，后以本方合用逍遥散加减巩固。

之后 9 个月余，患者黄疸再发，肝脏转移灶增多，出现脑转移，终因并发肾功能衰竭、肺部感染而离世。

## 8. 四大处方思路

恶病质，是恶性肿瘤绕不开的话题，往往发生于恶性肿瘤的中晚期，患者正气已虚，而邪实仍盛。此时的立法遣方，真可谓如临深渊、左右为难。而大黄䗪虫丸的处方思路，无疑给我们带来了启示和新的方向。

笔者总结了大黄䗪虫丸的四大处方思路：

一者，寓攻于补。肿瘤患者，以虚为本，"虚"贯穿肿瘤发生发展的始终，但何时虚、虚多少，需要临证时灵活辨识。对于恶病质患者而言，无疑虚象已显露，故权衡虚实，当以虚为主，但若能寓攻于补，则或许是一条生路。

二者，虫蚁搜剔。虫蚁之品多能解毒祛瘀而化积散瘤，是针对肿瘤瘤体的核心病机——痰瘀互结而设的，临证若能运用得当，无疑是十分有益的。

三者，丸药缓图。恶病质患者，肿瘤不能速去，故只能从长计议，丸药缓图不失为一种得宜之策。

四者，兼顾养血。大黄䗪虫丸中的生地、芍药、蜜，为虫蚁之品提供了"后勤保障"，这样能减少虫类药的动血耗血之弊，从而最大限度地发挥药物的性能。

# 七、茵陈蒿汤

## ——癌性黄疸的正治之方

### 1. 尴尬的"茵栀黄"

茵陈蒿汤是医者非常熟悉的一张方剂，不管是中医还是西医。

市场上有一款非常著名的中成药，叫"茵栀黄颗粒"，成分即是茵陈蒿汤，经常被用于治疗婴幼儿黄疸，因此，很多西医也会开出茵陈蒿汤。此中医之幸，亦中医之伤也。

幸者，西医亦想到用中成药为患者解除病痛；伤者，西医往往不辨寒热虚实而用之，违背了中医处方规律，不仅效果不好，而且还会产生诸多不良反应，甚至出现药物性肝损伤，这对中医来讲不可谓不伤啊。

### 2. 原文点津

《伤寒论》236 条："阳明病，发热汗出者，此为热越，不能发黄也。但头汗出，身无汗，剂颈而还，小便不利，渴引水浆者，此为瘀热在里，身必发黄，茵陈蒿汤主之。"260 条："伤寒七八日，身黄如橘子色，小便不利，腹微满者，茵陈蒿汤主之。"

这两条条文比较好理解。阳明病如果有发热汗出，说明外邪得越，则不能发黄；如果仅见头汗出，至颈而止，则是湿热之邪未去，在体内上蒸而不外散，同时小便不利，湿热内郁不得下泄，"瘀热在里"。此处"瘀"，既有血瘀之"瘀"，又有淤结之"淤"，湿热郁阻于血分则发为黄疸。

仲景论黄疸，主要分为酒疸、女劳疸、谷疸和黑疸等，而茵陈蒿汤是治疗谷疸的。

### 3. 何谓谷疸

《金匮要略·黄疸病脉证并治》中有三条条文论述了谷疸："谷疸之为病，寒热不食，食即头眩，心胸不安，久久发黄，为谷疸，茵陈蒿汤主之。""趺阳脉紧而数，数则为热，热则消谷，紧则为寒，食即为满。尺脉浮为伤肾，趺阳脉紧为伤脾。风寒相搏，食谷即眩，谷气不消，胃中苦浊，浊气下流，小便不通，阴被其寒，热流膀胱，身体尽黄，名曰谷疸。""阳明病，脉迟者，食难用饱，饱则发烦头眩，小便必难，此欲作谷疸。虽下之，腹满如故，所以然者，脉迟故也。"

从病名上看，可知谷疸是黄疸的一个分型，而且跟食物有关系。脾胃为水谷之海，因此，谷疸应该和脾胃关系密切。

再看"趺阳脉紧而数"，趺阳脉是候胃之脉，仲景多论之；紧脉主外感寒邪，而且寒邪还进一步入营"伤脾"；数主胃中有热，脾胃互为表里，功能互为影响，故谷疸与脾胃关系密切。

而黄疸病，与脾的关系最为密切，即仲景所谓"脾色必黄，瘀热以行"。《伤寒论》278 条云："太阴当身发黄。"戴元礼释曰："黄，脾土色也。脾脏受伤，故病见于外，通身面目悉黄。"故此处太阴即是脾的代称。

谷疸病的形成有一个漫长的过程，即原文中"久久发黄，为谷疸"。首先有一个脾胃损伤的基础。"阴被其寒"，此处"阴"应理解为"脾"，即"脾为阴中之至阴"之谓也。"食谷即眩，谷气不消"，正是因为脾虚而湿邪中阻，故出现清阳不升而纳谷不消，日久湿邪化热，才会形成谷疸，故谷疸是一类热性的黄疸，类似于阳黄。

而"阳明病，脉迟者，食难用饱"，笔者认为这是论述"欲作谷疸"的，而非成形之谷疸。从条文上看，只是阳明病尚处于寒湿困脾的阶段，还未出现黄疸，故"脉迟""虽下之，腹满如故"。

总结谷疸的主要症状为黄疸，纳差，腹胀，头眩，心胸不安，小便不利。脉象则多见趺阳脉紧而数。徐忠可在《金匮要略论注》中的论述非常到位："谷疸虽为胃病，心胸在胃口，浊气上熏，则心胸不安矣。但病未甚，则热亦不甚，郁久则热甚，而遍于肌表，故曰久久发黄为谷疸。药用茵陈、栀子、大黄，乃以开郁解热为主，非发表亦非攻里也。"

因此，我们可以认为，谷疸病是一种以慢性的脾胃损伤为基础的黄疸病，且多属于后世的阳黄。而肿瘤相关性黄疸与之有一定的相通性，一般常见于消化道肿瘤，比如肝癌、胰腺癌、胆管癌或是其他部位肿瘤出现肝转移等，因为这些肿瘤并发黄疸往往有脾胃不足的基础病机存在，且出现黄疸多见于疾病晚期，符合"久久发黄"的发病规律。

### 4. 诸病黄家，但利小便

仲景云："诸病黄家，但利小便。"茵陈蒿汤方后注亦言："小便当利，尿如皂角汁状，色正赤。一宿腹减，黄从小便去也。"利湿是黄疸病治疗的总则。

茵陈蒿汤原方："茵陈蒿六两，栀子十四枚（擘），大黄二两（去皮）。"方中用茵陈清热利湿，并疏利郁结，为除黄之要药；栀子下行，清泄三焦而治黄疸；大黄行瘀导热而祛黄。三药合用，清热利湿，使湿热去、三焦通而小便利，则黄疸可除。

正如《医宗金鉴》引柯韵伯语曰："茵陈禀北方之色，经冬不凋，傲霜凌雪，遍受大寒之气，故能除热邪留结，率栀子以通水源，大黄以调胃实，令一身内外瘀热悉从小便而出。腹满自减，肠胃无伤，仍合引而竭之之法，此阳明利水之圣剂也……此主以推陈致新之茵陈，佐以屈曲下行之栀子，不用枳、朴以承气与芒硝之峻利，则大黄但能润胃燥，而大便之不遽行可知，故必一宿而腹始减，黄从小便去，而不由大肠去。仲景立法之奇，匪夷所思耳！"

另外，"先煮茵陈减六升，内二味，煮取三升，去滓，分三服"。故临证之时，方中大黄不需要后下，意在取其行瘀热利小便也。

## 5.药解

茵陈，仲景称为茵陈蒿，《神农本草经》载："主风湿寒热邪气，热结黄疸。"说明茵陈是一味治疗黄疸的良药。《名医别录》亦有类似记载："治通身发黄，小便不利，除头热，去伏瘕。"此处"去伏瘕"值得注意，《素问·气厥论》："小肠移热于大肠，为虑瘕，为沉。"虑瘕即伏瘕，说明茵陈具有一定的破瘕散结的作用。茵陈的药性，《神农本草经》谓"味苦，平"，《名医别录》谓"微寒"，说明茵陈药性偏平和，非苦寒败胃之品。笔者临床上常用至 60g，而无伤胃之副反应发生，说明此药非常安全。

栀子，《神农本草经》言："主五内邪气，胃中热气，面赤，酒疱皶鼻，白癞，赤癞，疮疡。"似未提及治黄疸之功效，而甄权《药性论》曰："杀蟅虫毒，去热毒风，利五淋，主中恶，通小便，解五种黄病，明目，治时疾除热及消渴口干，目赤肿痛。"明确栀子能"通小便，解五种黄病"，具有利湿退黄的作用。栀子药性偏寒，清热作用非常好，如仲景治疗胸膈热扰的栀子豉汤。仲景认为黄疸的原因是"瘀热在里"，无法发越，因此，茵陈蒿汤中栀子的清热作用就显得非常有必要。

大黄，《神农本草经》云："下瘀血，血闭，寒热，破癥瘕积聚，留饮宿食，荡涤肠胃，推陈致新，通利水谷，调中化食，安和五脏。"其清热"下瘀血"的作用，正好与黄疸"瘀热在里"的病机相对应。仲景组方，真不可谓不妙！李时珍在《本草纲目》里则明确指出大黄有治疗"黄疸"的作用。后世提出的活血与退黄的协同作用，估计也是始于仲景方的思路。

栀子和大黄虽然在仲景同时代的《神农本草经》中均未明确记载有治疗黄疸的作用，但从仲景治疗"酒黄疸"的栀子大黄汤、"黄疸腹满"的大黄硝石汤以及治疗"伤寒身黄"的栀子柏皮汤中，我们不难推断出，这两味药亦为退黄之品。

### 6."瘀热在里"之探

"瘀热"二字四见于仲景书中。《伤寒论》中除了茵陈蒿汤证外，尚见于抵当汤证和麻黄连轺赤小豆汤证，《金匮要略·黄疸病脉证并治》中则有"脾色必黄，瘀热以行"之论。

何谓"瘀热在里"？《伤寒论》124条明确指出："太阳病六七日……其人发狂者，以热在下焦，少腹当硬满，小便自利者，下血乃愈。所以然者，以太阳随经，瘀热在里故也，抵当汤主之。""瘀热在里"需用抵挡汤，"下血乃愈"，说明"瘀热在里"含有邪热瘀结于血分之义。

而茵陈蒿汤证的病机为湿热之邪不得"热越"而入血分，其发黄亦与邪热伤血相关。《金匮要略·黄疸病脉证并治》首条言："寸口脉浮而缓，浮则为风，缓则为痹，痹非中风，四肢苦烦，肤色必黄，瘀热以行。"阐明了湿热郁痹脾胃气机，邪热"瘀"结于血分，而不得"热越"，导致发黄。正如唐容川说："一个瘀字，便见黄皆发于血分也，凡气分之热不得称瘀……脾为太阴湿土，主统血，热陷血分，脾湿遏郁乃发为黄……故必血分湿热乃发黄也。"所以，对于湿热发黄的病机，仅仅理解为湿热蕴结脾胃，熏蒸而成黄疸是不够完整的。

笔者试从五行生化的关系上做一解释：茵陈蒿汤证黄疸的形成在病理上必然要湿热熏蒸血分始成，而血分色赤属火，熏蒸的过程属于火生土的过程，土色为黄，故赤变为黄，而黄疸成矣。

因此，茵陈蒿汤所主之黄疸，其重要病机是瘀血为患。但"瘀热"二字，以"瘀"为主，"热"只是黄疸发病过程中的一个阶段或因素，"热"的初始阶段可为"寒"，或者是"热"的终末阶段亦可为"寒"。因为寒瘀亦可成黄疸，古人亦有论断，因而后世有茵陈术附汤的产生。临证时需分清，此时是以热为主还是寒为主，当然"瘀热"可能更常见。

## 7. 癌性黄疸之正治

黄疸是肿瘤患者常见的并发症之一。肿瘤性黄疸的成因，无外乎梗阻或肝细胞破坏，或者两者兼而有之。当然还有药物性黄疸的情况，但与肿瘤本身无直接关系。

如肝癌引起的黄疸不仅有肝细胞破坏的因素，而且往往同时有梗阻性因素导致胆汁淤积。从中医而论，痰瘀毒等因素成积成岩，或夹寒，或夹热，或夹湿，或夹风等，皆可影响血分。肿瘤首先是一个成形的物体，瘀在肿瘤的成形性上是毋庸置疑的。因此，肿瘤发生黄疸，必有瘀的病理基础。

此外，谷疸之为病，乃"久久发黄"。仲景的"久久"二字，是有深意的，说明此病非急性发作，需要与急性的溶血性黄疸、感染性黄疸等相区分，比如感染性黄疸上文已述，而谷疸的病程与肿瘤晚期导致的黄疸发病过程非常吻合，因为一般从肿瘤开始形成到引发黄疸，往往要经过相当长的时间，这便是"久久"。

"诸病黄家，但利其小便。假令脉浮，当以汗解之。"说明普通的黄疸病，以"汗解"或"但利其小便"就行，而肿瘤性黄疸，在病理上往往是癌毒化热或癌肿阻遏气血津液的输布导致气血津液化热而不能"热越"，很显然，此时如果单从利湿退黄的角度来论治，就显得单薄无力了。

就肿瘤性黄疸而言，茵陈蒿汤中的大黄就显得非常重要了，它不仅能"推陈致新""下瘀血"，更重要的是能"破癥瘕积聚"。而茵陈也能散结"去伏瘕"。

《内经》云："诸痛痒疮，皆属于心。"栀子能入心而清心热，故可治疗疮痈之疾，而肿瘤即为内生疮痈，岂栀子不能治哉！《药性论》云栀子"主中恶"，即腹中恶疾，就应该包括肿瘤在内。

由此可见，茵陈蒿汤亦有很好的散结消癥作用，这或许就是茵陈蒿汤能治疗肿瘤性黄疸的内在原因。

茵陈蒿汤可以治疗各类以黄疸为主要表现的肿瘤，如肝癌、胆囊癌、胆管癌、胰腺癌、转移性肝癌等，临床以黄疸、小便不利、口渴、发热无汗或但头汗出、头晕、纳呆、腹满、苔黄腻、脉滑数或紧数为辨。

笔者参考处方：茵陈30～60g，焦栀子15g，大黄

9～15g。水煎服，日一剂。

## 8. 临证参考

从实际临床来看，茵陈蒿汤确实可以治疗某些类型的肿瘤性黄疸。笔者认为，茵陈蒿汤是一张治疗黄疸病的祖方，化裁之后可以治疗各种类型病变的黄疸，如茵陈五苓散（茵陈、茯苓、泽泻、猪苓、桂枝、白术）、茵陈术附汤（茵陈、白术、附子、干姜、甘草、肉桂）、柴胡茵陈汤（小柴胡汤或大柴胡汤合用茵陈蒿汤）等。

从全方的寒热趋向性来看，全方虽偏寒，但寒性不大。临证时，若炮制使用，如栀子用炒黑、大黄用酒炒，则寒性更小，即去性存用。同时，合方化裁之后的主治方向更广。

因此，茵陈蒿汤的处方就有了新的意义：一者，三味药皆有退黄作用；再者，三味药皆具有一定的"破癥瘕"作用而直捣黄龙；三者，该方偏性不大，合方运用后可施治各类型肿瘤性黄疸。

用茵陈蒿汤治疗肿瘤性黄疸，应该同时加强对肿瘤本病的治疗。方中三药虽然皆有软坚作用，但毕竟势单力薄，攻癌力量有限；同时更应该注重全身气血阴阳的盛衰，有者求之，无者求之，盛者责之，虚者责之，把茵陈蒿汤放入整体的辨治框架中来处方用药。笔者在临床上治疗肝癌及转移性肝胆肿瘤并发黄疸，证属湿热证者，常以茵陈蒿汤加味。若纳呆苔腻者，可加平胃散；若肝酶增高者，可加平地木、垂盆草；若有乙肝病毒高拷贝指数者，可加叶下珠、蚤休等；若为合并肝硬化者，可参鳖甲煎丸意；若有腹水者，可加五苓散、车前子、泽兰、蝼蛄等；若为脾肾阳虚或寒性黄疸，则可改为茵陈术附汤；若为阴虚者，则可加用楮实子、枸杞子、桑椹等，或合用一贯煎等。

**案例** 蔡某，女，68 岁。2014 年 10 月 14 日初诊。

患者于 2012 年 12 月行肝癌切除术，既往有乙肝病史 30 余年，未进行正规抗病毒等治疗。2013 年 7 月 25 日腹部 B 超：肝硬化，肝脏多发低回声结节 4 ～ 5 枚，大者 2.5cm×2.6cm，腹腔中等量积液。予以腹腔诊断性穿刺，穿刺液找脱落细胞显示阳性。生化示胆红素三项皆轻度升高。结合临床，考虑肝癌复发伴肝内、腹膜腔转移。患者拒绝介入及放疗。为寻中医药治疗而来诊。

症见：身黄目黄，左胁痛隐隐，痛不甚，纳差，恶心，乏力，时有腹胀，大便溏薄，小便略黄赤，口苦，舌暗红有瘀点，苔薄白腻，脉弦有弹震感。拟小柴胡汤合茵陈蒿汤出入。

处方：柴胡 12g，炒黄芩 12g，姜半夏 9g，炒党参 20g，炙甘草 6g，生姜 30g，红枣 30g，茵陈 60g，焦栀子 12g，制大黄 15g，半边莲 30g，垂盆草 30g，厚朴 15g，水蛭 1g（研粉吞）。7 剂，水煎服。

二诊：患者时隔 1 个月后才来，问其何因，患者诉服药 3 剂即感觉腹胀减轻，舌即知味，遂在当地医院照方抓药 20 余剂。吾竟不知如何开言。所幸者，患者当下的证型未发生明显改变，若照方继服恐有伤阴之嫌。遂予以化验肝功能，示黄疸指标已正常矣；腹水 B 超示少量腹腔积液。舌苔仍略浊，脉亦弦，予以改方。

柴胡 10g，炒黄芩 10g，姜半夏 9g，炒党参 20g，炙甘草 6g，生姜 12g，红枣 30g，茵陈 30g，茯苓 15g，炒白术 15g，半边莲 30g，石见穿 30g。14 剂，水煎服。同时嘱购买鳖甲煎丸吞服。

## 9. 梗阻性黄疸

临床上，黄疸若属于梗阻性因素为主者，笔者认为可能需要加强化痰散瘀的力量，有时合用桂枝茯苓丸或抵当丸之类会加强疗效，尤其是针对患者有明显的瘀血征象，应该毫不犹豫，有是证用是药。

据笔者临床观察，梗阻性黄疸使用茵陈蒿汤加减一般皆能取得一过性的效果，而要长期取效，则非去肿瘤不行。故肿瘤性黄疸治疗的根本，仍在于肿瘤。

**案例** 薛某，女，69 岁。2016 年 4 月 21 日会诊病例。

患者 3 个月前因腰背部酸痛就诊于当地医院，按腰椎间盘突出症治疗未缓解，并逐渐出现皮肤巩膜黄染。2016 年 4 月 20 日查腹部 CT 提示胰头部占位性病变，大小约 5cm×4cm，考虑胰腺癌并胆管扩张。生化检查显示 ALT 156 IU/L，AST 178 IU/L，GGT 366 U/L，TBIL74.3μmol/L，DBIL65.87μmol/L。

刻下症见：腰背酸痛，腹胀纳差，乏力，近来体重下降十余斤，全身皮肤、巩膜黄染，大便量少且便色浅，小便可，眠差，舌质紫暗有瘀点，苔黄腻，脉弦长端直。诊断为胰腺癌继发梗阻性黄疸。考虑为脾胃湿热、痰瘀胶结之证，须治以清热利湿、散结化瘀。拟方茵陈蒿汤合四逆散、抵当丸加减。

处方：柴胡 12g，赤芍 12g，炒枳壳 12g，生甘草 9g，茵陈 60g，制大黄 30g，焦栀子 15g，桃仁 12g，烫水蛭 6g，炒虻虫 6g，平地木 30g。共 7 剂，水煎服。嘱患者取鲜蟾皮一张，黄酒浸泡一夜后，以外皮面贴敷肝区，一周 2 次。同时患者在医院里已经予以天晴甘美针、思美泰针护肝降酶治疗。

1 周后复诊，查生化示 ALT 112 IU/L，AST 148 IU/L，GGT 324 U/L，TBIL27.6μmol/L，DBIL20.9μmol/L。患者全身皮肤、巩膜黄染未见，乏力较前减轻，饮食较前有所好转，大便颜色较前转深。予以原方化裁善后。后续予以吉西他滨针化疗多周期，病情一度较稳定。

## 10. 肝功能损伤

笔者亦用本方治疗化疗后肝功能损伤。一般情况下，肝功能损伤时往往有脾虚的证候，若兼能从脾虚入手，或许可以取得更好的疗效。临证之际，笔者往往合用参术之剂。若偏湿盛，用六君子汤；偏阳虚，用理中丸；若偏肝脾不调，用归芍六君子汤。可资参考。

**案例** 戴某，女，63 岁。2016 年 2 月 12 日初诊。

患者 2015 年 11 月 18 日于当地医院行乳腺癌根治术，术后病理诊断为浸润性导管癌，ER（+）、PR（+），有 1 枚淋巴结转移。术后行化疗。刻下为患者第 2 周期化疗后。查生化检查：ALT64 IU/L，AST52 IU/L，TBIL38.4μmol/L，DBIL12.2μmol/L。

症见：乏力，纳差，小便量少色偏深，大便溏，眠差。舌淡白，苔厚腻，脉细无力。诊断乳腺癌合并药物性肝损伤。辨证为肝郁脾虚，湿邪阻遏。治则为疏肝健脾，利湿退黄。拟茵陈蒿汤合六君子汤加减。

处方：茵陈 30g，制大黄 12g，焦栀子 15g，炒党参 20g，茯苓 15g，炒苍术 10g，炙甘草 6g，姜半夏 9g，炒陈皮 15g，生姜 12g，大枣 15g。14 剂，水煎服。

复诊时，患者肝功能基本正常。后续化疗间歇期，继续守方加减治疗，或合平胃散，或合四君子汤，或夹保和丸意，或合当归补血汤等。

# 八、脾约丸
## ——阿片类药物相关性便秘的解救方

### 1. 虎门销烟与阿片

1839 年 6 月，清政府委任钦差大臣林则徐在广东虎门集中销毁鸦片，这就是历史上著名的虎门销烟。此事后来成为第一次鸦片战争的导火线。

鸦片，亦称阿片，俗称大烟，源于罂粟植物蒴果，其所含主要生物碱是吗啡。生鸦片经烧煮和发酵，可制成精制鸦片，呈棕色或金黄色，吸食时散发香甜气味，使人有欣快感，并有很大的成瘾性。

罂粟原先产于南欧及小亚细亚，公元前 5 世纪前后，希腊人把罂粟的花或果榨汁入药，发现它有安神、安眠、镇痛、止泻、止咳、忘忧的功效。6 世纪初，阿拉伯人把罂粟传到了波斯，在七八世纪的时候，罂粟作为药材从印度等地传入中国。

如今在肿瘤科，癌痛的患者基本没有不使用阿片类药物来止痛的。

以吗啡、羟考酮为代表的第三阶梯止痛药已经成为治疗中重度癌痛的标准方案。世界卫生组织更是以一个国家的吗啡消耗量作为衡量该国癌痛控制水平、规范化治疗的指标。

但随着阿片类药物的广泛应用，所致不良反应问题也日益凸显。阿片类药物控制癌痛过程中所导致的常见不良反应有便秘、恶心呕吐、尿潴留等，最严重的是呼吸抑制，而便秘作为其常见且持久的副作用，发生率高达 90% 以上。

现代医学认为，阿片类药物能与肠道阿片受体结合，减慢肠道蠕动，肠液分泌减少、吸收增多，延迟粪便的排泄，抑制神经兴奋性，增加肠壁平滑肌的张力，这就是阿片类药物产生便秘的机制。

## 2. 阿片秘

事实上，阿片在我国历代本草学著作中已有相关的记载。

《唐本草》载阿片"主百病中恶，客忤邪气"；李时珍在《本草纲目》中称阿片为"阿芙蓉"，其性"酸，涩，温"，主治"泻痢脱肛不止"；《本草求原》载："性同于粟壳，而止痢止痛行气之效尤胜。"《本草求真》亦言："气味与粟壳相似，而酸涩更甚。"

《医林集要》载治久痢方："阿芙蓉小豆许，空心温水化下，日一服。忌葱，蒜，浆水。若渴，饮蜜水解之。"阿芙蓉既然能涩肠止泻，那么久服必然会导致便秘的发生。

《素问·灵兰秘典论》云："大肠者，传导之官，变化出焉。"而肿瘤患者经过手术、放疗、化疗等治疗，正气亏虚，津液不足，气虚则大肠传导无力，津亏则大肠失于濡润，如果再加之阿片类药物的温热收涩，必然导致大肠传导失司而形成便秘。

阿片类药物导致的便秘，中医仍归属于"便秘"或"便结"。笔者则给此种特殊类型的便秘起了一个新的名称——"药秘"或"阿片秘"。

《中医内科学》将便秘分为热秘、气秘、冷秘、气虚秘、血虚秘、阴虚秘及阳虚秘。笔者认为，肿瘤患者的便秘有其特殊性及复杂性，而且在临床实践中，上述便秘类型也很难严格区分，往往几者并见。

### 3. 执简驭繁分急缓

东汉桓谭《新论·离事》曰："举网以纲，千目皆张。"意指凡事要抓住其关键，纲举才能目张。

笔者认为，临证论治"阿片秘"，应以"阴阳"为纲，分为急、缓两端，这样就能做到执简驭繁。

仲景在《伤寒论·辨脉法》中就将本病分为阳结与阴结两类："其脉浮而数，能食，不大便者，此为实，名曰阳结也。其脉沉而迟，不能食，身体重，大便反硬，名曰阴结也。"

急者，症见大便干结、腹胀腹痛、口干口臭、小便短赤、舌红苔黄燥、脉数或弦滑，来势较急迫。治以泻热降气通便，方选大承气汤加减。

此时大黄应用生大黄且后下，一般为 6 ～ 15g，稳定后可改为制大黄 9 ～ 18g。大黄归脾、胃、大肠经，《神农本草经》云其"下瘀血，破癥瘕积聚"，故尤适用于肿瘤患者。芒硝可用玄明粉冲服代替，一般为 6 ～ 12g，根据服用情况酌调剂量。

但要注意，大承气汤毕竟为攻下之品，长期应用易损正气，故经过大承气汤攻下后应图缓治。对于阿片秘，长期服用大承气汤显然是不可取的。

缓者，症见大便艰涩、质硬或不甚硬、欲便不得出，舌红苔薄，脉弦或涩，来势较缓。治以润肠通便。可选用麻子仁丸。阿片秘，大多可以归属于缓证。

**案例** 熊某（即本书第一节"当归贝母苦参丸：从痰瘀互结看肿瘤的核心病机"一文中最后一案之患者），男，50岁。

病属肾癌晚期，肾造瘘术后。患者经用犀角地黄汤和当归贝母苦参丸等治疗后，肉眼血尿消失。然一段时间后，患者腰部有转移性肿瘤一枚如拳头大，感疼痛加重，痛时不能转侧，予以羟考酮缓释片止痛后出现便秘，五六日始有大便一行。

症见：患者性情急躁，话糙声高，腹部胀满，腰部疼痛，大便秘结，诉已一周未下，口干喜冷饮，喜食冰淇淋，舌红苔糙而老，脉实而有力。考虑为阳明证，拟泻下通腑之法，以大承气汤加减。

处方：大黄12g（后下），厚朴15g，炒枳壳15g，芒硝12g（冲服）。3剂，水煎服。嘱家属回家自行煎药。

因医院代煎之药往往是同煎入大锅煎煮，故若想让大黄釜底抽薪，简直难如登天，因此笔者使用承气汤类方若想用其通腑，都让患者带回家自行煎药，否则其效不确。

二诊时，患者大便排出甚多，仍有疼痛。转而予以麻子仁丸出入。

处方：麻子仁 15g，制大黄 18g，厚朴 18g，炒枳壳 18g，赤芍 30g，苦杏仁 10g，甘草 10g，当归 10g，浙贝 10g，苦参 10g，生地 15g，蜂蜜 15mL（自备兑入）。7 剂，水煎服。

三诊时，患者诉 1 周来大便排出 3 次，纳增，情绪略平和，疼痛亦有所减轻。继续予以麻子仁丸加减出入巩固。

### 4. 合脾约之机

麻子仁丸，亦称脾约丸。

《伤寒论》第 247 条云："趺阳脉浮而涩，浮则胃气强，涩则小便数，浮涩相搏，大便则硬，其脾为约，麻子仁丸主之。"《金匮要略》中也有本条条文，只是将"硬"字改成"坚"字。此条说明了胃热过盛，脾阴不足，以致脾不能为胃肠行津液而导致大便干燥的病机与证治。

阳明与太阴相表里，脏腑之气相通，脾为胃行其津液，而使燥湿相济，以维持脏腑之阴阳平衡。文中"胃"，与"阳明之为病，胃家实是也"之"胃家"意同，皆包括胃肠在内，而非仅指胃腑。今阳明胃气强，而足太阴脾阴弱，阳盛于阴，阴阳失衡，而成凌劫之势。胃之强阳欺凌脾之弱阴，使脾阴受约束而不能为胃行其津液，津液不能还入胃肠中，胃肠失于濡润而发生干燥，故大便秘结而干。同时，胃气既强，燥热迫津液偏渗而下走膀胱，则小便反多。

正如《伤寒明理论》所言："趺阳者，脾胃之脉。浮为阳，知胃气强；涩为阴，知脾为约，俭约之约，又约束之约。"正常的水液输布如《内经》所云："饮入于胃，游溢精气，上输于脾，脾气散精，上归于肺，通调水道，下输膀胱，水精四布，五经并行。"脾约者，即是错其道而行之。

麻子仁丸，全方共7味药：麻子仁、大黄、厚朴、枳实、芍药、杏仁、蜂蜜。

很显然，方中有一个小承气汤的成分，再合润燥滋脾之药。王晋三在《绛雪园古方选注》中曰："下法不曰承气，而曰麻仁者，明指脾约为脾土过燥，胃液日亡，故以麻杏润脾燥，白芍安脾阴，而后以枳朴大黄承气法胜之，则下不亡阴。而法中用渐加者，脾燥宜用丸法以遂脾欲，非此胃实当急下也"。

因此，该方的总功效为泻胃热、润脾燥，以合脾约之机。

## 5. 药物性脾约证

阿片类药物最常见的副作用，就是便秘，即"阿片秘"，而脾约证的首要症状也是便秘，即原文"大便则硬"。

阿片类药物的另一个副作用是尿潴留，类似于脾约证条文中的"小便数"，此"小便数"当然包括尿潴留。小便数，不是小便量多，而是次数多，反复欲解而不能解状。

阿片类药物常见的副作用，还有恶心呕吐，而恶心呕吐和脾约证的胃热不降显然也非常合拍，与小承气汤证出现的"大便不通，哕""与水则哕"类似。

阿片类药物还容易出现汗出异常，这又与小承气汤证的"津液外出"相同。同时，阿片类药物过量可导致烦躁谵妄，甚至呼吸抑制，则与承气汤类方出现的"短气""腹满而喘""谵语""烦躁"等阳明腑实证甚有相合的地方。

因此，笔者认为阿片类药物的温涩作用，就非常类似于形成脾约证的发病机理，可以说"阿片秘"，就是一个"药物性脾约证"，而麻子仁丸则是其正治之方。

因此，药物性脾约证的主要特点为：肿瘤患者应用阿片类药物之后出现大便秘结，便质干燥，多日一行。一般伴有腹胀或腹痛，胃纳欠佳，时有恶心或嗳气，小便频数难解，口干喜饮，容易出汗，舌淡苔薄或薄黄、偏干，脉浮或关浮滑。

## 6. 两个"仁"

麻子仁丸方中有两个"仁"，即麻子仁和杏仁。一般认为"仁"类药有滑肠的作用，如郁李仁、桃仁、瓜蒌仁、松子仁等。

麻子仁，又称火麻仁。该方以麻子仁命名，很显然，麻子仁是君药。

《药性论》载麻子仁："治大肠风热结涩及热淋。"《长沙药解》亦曰："麻仁滑泽通利，润大肠而滋经脉，隧路梗涩之病宜之。"《肘后方》还有单用麻子仁治大便不通的记载："研麻子，以米杂为粥食之。"可见麻子仁主要用于津液不足引起的便秘证。

《神农本草经》载麻子仁"补中益气"。肿瘤患者，整体偏虚是基本病机之一，因此，使用麻子仁显得特别对证。正如曹颖甫《经方实验录》曰："本方以麻子仁为君，凡仁中皆有油质，功能润下，故借之以通便，施于虚弱体质之不胜攻伐者允宜。"

《名医别录》载麻子仁有"破积血，复血脉"的功效，这不禁让我想起了炙甘草汤，这是仲景方中仅有的两个用到麻子仁的方剂之一。而在炙甘草汤中，麻子仁显然是取其"破积血，复血脉"的功效，故又称复脉汤。那么对于肿瘤而言，麻子仁能"破积血"，这无疑也是有一举两得之功，因为肿瘤本身存在"积血"。

《外台秘要》中载有一方："治虚劳，下焦虚热，骨节烦疼，肌肉急，小便不利，大便数少，吸吸口燥少气。大麻仁五合，研，水二升，煮去半分，服。"在此方中，竟然只取一味麻子仁，又是治疗虚劳，多么的巧妙！肿瘤可以说是虚劳的一种，而麻子仁既可以"破积血"，又可以疗虚劳，真是得来全不费工夫。

杏仁，《神农本草经》载："主咳逆上气雷鸣，喉痹，下气，产乳金疮，寒心奔豚。"本方取其"下气"以通肠腑的功效。《滇南本草》则直言杏仁具有"润肠胃"的功效。作为"仁"药，显然有润肠作用。

难道杏仁在本方中仅仅起润肠作用？非也！

要知道，麻子仁丸证的形成主要是胃热上冲而不降，而胃不降，必然导致肺金不降，故用杏仁尚有降肺以助下气之举，正如《本草思辨录》言："夫脾约由于胃强，治脾焉得不兼治

肿瘤经方门径

胃，胃不独降，有资于肺，肺亦焉得不顾……杏仁抑肺。"

## 7. 药解

麻子仁丸方中含有小承气汤或厚朴大黄汤，而不是厚朴三物汤，因为厚朴的量在三者中不是最大。方中大黄苦寒，破结攻下；厚朴辛而苦温，行气消除胀满；枳实苦而微寒，破结消痞。三味相协，共奏荡泻胃热、消滞除满之功，在麻子仁丸中起到的是泻胃热而通肠腑的作用。而本方在麻子仁丸中的量未达到小承气汤那么大，因此可以说是小泻胃热。

芍药，《名医别录》载："通顺血脉，缓中，散恶血，逐贼血，去水气，利膀胱、大小肠，消痈肿，时行寒热，中恶腹痛，腰痛。"显然，芍药有"利膀胱、大小肠"而通利二便的作用。古人又称芍药为"小大黄"，足以说明其通便的作用。因此，《本草经疏》特别指出"泄泻"不宜服。值得注意的是，《名医别录》还提出了芍药可用于"中恶腹痛，腰痛"，有止痛作用。

而《神农本草经》载芍药："主邪气腹痛，除血痹，破坚积，治寒热疝瘕，止痛，利小便，益气。"不仅明确芍药可"止痛"，还点明了芍药具有"破坚积"的功效，用于治疗癌性疼痛非常合适。

笔者临床治疗便秘轻证时，恒以芍药治之，而对于脾虚者，常以炒芍药入方，或加干姜类佐之。

蜂蜜，《神农本草经》列为上品："主心腹邪气，诸惊痫痓，安五脏诸不足，益气补中，止痛解毒，和百药。"《本草纲目》认为，蜂蜜有"和营卫，润脏腑，通三焦，调脾胃"的功效。显然，蜂蜜的这种润肠兼有止痛作用的功效，对于癌性疼痛也是最合适不过了。

仲景在《伤寒论》中即单用蜂蜜来导泻："阳明病，自汗出，若发汗，小便自利者，此为津液内竭，虽硬不可攻之，当须自欲大便，宜蜜煎导而通之。"蜜煎，即是蜂蜜单味药的组方。有些书上谓此方名为"蜜煎导"，这显然是错误的，从行文语义上就不通了，更何况仲景有用"煎"作为方名的惯例，如大乌头煎、猪膏发煎等。而蜜煎亦可谓是经肛门用药的肇始。

此外，蜂蜜作为上品药，其补益作用也是明确的。如《神农本草经》云蜂蜜"安五脏诸不足，益气补中"，李时珍在《本草纲目》中云蜂蜜"润脏腑"，并总结了蜂蜜的五种功效，即"清热也，补中也，解毒也，润燥也，止痛也"，可谓要言不烦。而肿瘤患者大多存在"诸虚不足"之象。

**案例** 肖某，女，68 岁。2018 年 11 月 10 日初诊。

患者胃癌术后 2 年余。2016 年 5 月因"黑便"而确诊为"胃癌"，遂在当地医院行"胃癌根治术"，术后病理示低分化腺癌，淋巴结（+）。患者术后行辅助化疗 4 个周期，因不能耐受而停止。近半年来，逐渐出现脘腹疼痛，复查示"残胃癌"，并出现多发骨转移，因此长期服用羟考酮缓释片，且服用后即出现便秘，时常予以开塞露、乳果糖对症治疗，颇为烦恼，故来诊。

刻下症见：面色无华，消瘦貌，诉神疲乏力，脘腹疼痛，呈胀痛或刺痛，口干不欲饮，食欲欠佳，食后脘腹疼痛益甚，小便尚调，大便干，常四五日一行，睡眠尚安。舌质暗红，苔薄腻，脉弦弱。治宜健脾润肠、化湿理气之法。拟四君子汤合麻子仁丸加减。

处方：麻子仁 15g，制大黄 12g，厚朴 10g，炒枳壳 15g，赤芍 30g，苦杏仁 10g，甘草 10g，生晒参 9g，茯苓 12g，炒苍术 9g，莪术 15g，蜂蜜 15mL（自备兑入）。7 剂，水煎服。

11 月 17 日二诊：患者诉服药后，大便已两日一行，脘腹舒畅，精力亦增加，并补诉日暮时分往往有些许疼痛，而今疼痛亦减，再予如下处方。

汤剂：麻子仁 15g，制大黄 10g，厚朴 10g，炒枳壳 15g，赤芍 30g，苦杏仁 10g，甘草 10g，太子参 15g，茯苓 12g，炒白术 12g，莪术 15g，石见穿 30g，蜂蜜 15mL（自备兑入）。14 剂，水煎服。

散剂：大黄 30g，桃仁 30g，水蛭 30g，虻虫 30g，丹参 30g。打粉，一料。每次口服 5g，随汤剂服。

笔者临床上对于一些疼痛不重且伴有便秘的患者，也会建议其服用蜂蜜来缓解，能起到一定的疗效，当然激素相关性肿瘤还是要慎用的。

## 8. 蜜麻煎

临床上笔者还会用食用麻油来治疗"阿片秘"。

麻油,《名医别录》谓"利大肠",《本草拾遗》也谓其治"肠秘内结热",说明麻油也有很好的润肠通便作用。《日华子本草》还指出了其有"止痛"作用。

由于单味麻油服用时,患者可能会有呕恶感,为了矫味,笔者将蜂蜜和麻油两味药食同源的药材混合在一起,组成一个验方,名为蜜麻煎,用来治疗"阿片秘"。

蜜麻煎,两味药性虽皆缓和,但合用之后的润肠作用明确,口感佳,安全,无副作用,非常适合"阿片秘"患者长期服用。当然,若配合麻子仁丸或其他方药则取效更捷。

对于一些患者偏于津血亏虚者,还可以在麻子仁丸基础上合用增液汤、当归补血汤等,药如麦冬、当归、玄参、制首乌、蜜黄芪等。兼见痔疮出血者,可合用乙字汤、白头翁汤、槐花散等,亦可加无花果、地榆等润肠止血之品;气虚甚者,加生白术 30 ~ 60g,此为魏龙骧老中医经验;兼见肝火炽盛者,加栀子、夏枯草、龙胆、芦荟等;兼见气滞者,合用六磨汤加减;兼见咳喘痰多者,加莱菔子、瓜蒌子、皂角刺等,其中《本草纲目》谓皂角刺"治瘰疬",故尤适用于肿瘤伴有淋巴结转移者。

此外,麻子仁丸总体偏于耗气,若为汤剂不适宜长期服用,因此仲景原方即为丸剂。临床上,患者病情趋缓之后,可以改成丸剂维持。

# 九、葶苈大枣泻肺汤
## ——恶性胸腔积液的立方之道

### 1. 胸腔积液与悬饮

胸腔积液是指胸腔内的液体积聚，可因为局部炎症、内脏病变、全身性疾病、恶性肿瘤等多种因素所致。恶性胸腔积液是指原发于胸膜的恶性肿瘤或其他部位的恶性肿瘤转移至胸膜引起的胸腔积液。几乎所有的恶性肿瘤均可出现恶性胸腔积液，其中肺癌是最常见的病因，约占 1/3，乳腺癌次之，也有一些是找不到原发肿瘤病灶的。

出现恶性胸腔积液，表明肿瘤播散或已进展至晚期，患者预期寿命将显著缩短。西医在治疗原发病的同时，常采用胸腔穿刺抽液的方法；中医药治疗胸腔积液虽无立竿见影的疗效，但也有其优势和特色。

本病证属中医"悬饮"的范畴。仲景《金匮要略·痰饮咳嗽病脉证并治》指出："饮后水流在胁下，咳唾引痛，谓之悬饮。"说明其发病机理主要是痰饮停留于胸胁，气机升降不利。

《素问·经脉别论》曰："饮入于胃，游溢精气，上输于脾，脾气散精，上归于肺，通调水道，下输膀胱，水精四布，五经并行。"肺为水之上源而通调水道，脾运水湿，肾主水液，故肺、脾、肾三脏主司津液代谢，而"肺为贮痰之器"，肺通调水道失司，是形成悬饮的直接病机。因此，如何恢复肺之通调，成为治疗悬饮的一个关键，而葶苈大枣泻肺汤就具有调整肺通调水道的功能。

## 2. 支饮、肺痈孰是

《金匮要略·肺痿肺痈咳嗽上气病脉证并治》云："肺痈，喘不得卧，葶苈大枣泻肺汤主之。""肺痈，胸满胀，一身面目浮肿，鼻塞清涕出，不闻香臭酸辛，咳逆上气，喘鸣迫塞，葶苈大枣泻肺汤主之。"《金匮要略·痰饮咳嗽病脉证并治》云："支饮不得息，葶苈大枣泻肺汤主之。"

上述 3 条原文，前两条属肺痈，第三条属痰饮，但细究之，其病机均为痰盛气闭，肺失通调。

对于肺痈，仲景有深入的论述。

《金匮要略·肺痿肺痈咳嗽上气病脉证并治》曰："病咳逆，脉之何以知此为肺痈？当有脓血，吐之则死，其脉何类？师曰：寸口脉微而数，微则为风，数则为热；微则汗出，数则恶寒。风中于卫，呼气不入；热过于荣，吸而不出。风伤皮毛，热伤血脉。风舍于肺，其人则咳，口干喘满，咽燥不渴，多唾浊沫，时时振寒，热之所过，血为之凝滞，蓄结痈脓，吐如米粥。始萌可救，脓成则死。"

仲景描述了肺痈之病因病机、脉证以及预后。肺痈之形成，亦是"风伤皮毛"引起，化热入里"舍于肺"，腐败营血，酿脓成痈。肺痈之病，即是肺叶生疮，形成脓疡者，属内痈之一。

之前就有学者提出从"痈疡"论治恶性肿瘤的学术思想，笔者认为有一定的临证指导意义。在古代，记载类似肿瘤类疾病如乳岩、翻花等较多的医生往往多是疡医。仲景又提出："始萌可救，脓成则死。"笔者认为，肺痈只要治疗得法，应不至于危重不治，但若是仲景所言肺痈包括肺肿瘤在内，则言"死"亦通。故不妨从肺痈来论治肺癌或相关肿瘤，亦是一种思路。

问题是，葶苈大枣泻肺汤虽然是治疗肺痈之方，但从其方证来看，既无"咳唾脓血""吐如米粥"，也无"时出浊唾腥臭，久久吐脓如米粥者"等肺痈的典型症状，似非肺痈之病。其"喘不得卧""咳逆上气，喘鸣迫塞""胸满胀"等反而是悬饮或支饮的症状，类似于胸腔积液、心力衰竭、心包积液的表现。

从临床的角度看，肿瘤侵犯心包导致的恶性心包积液似乎可以与支饮相对应，而恶性胸腔积液可与"悬饮"相对应。

因此，恶性胸腔积液用葶苈大枣泻肺汤治疗，应该有其合理性。

### 3. 泻肺而不伤脾之法

葶苈大枣泻肺汤原方：葶苈，熬令黄色，捣丸如弹丸大，大枣十二枚。上先以水三升，煮枣取二升，去枣，内葶苈，煮取一升，顿服。

方中葶苈子味辛性寒，专入肺经，开泻肺气，具有泻肺行水、下气消痰之功效。葶苈子，绝对是一味能斡旋"水道"开关的药物。《神农本草经》曰："主癥瘕积聚结气，饮食寒热，破坚逐邪，通利水道。""通利水道"四个字，正是对其泻肺利水功效的高度概括。同时，葶苈子还具有"攻坚"的作用，能够治疗"癥瘕积聚"，这对治疗肺癌相关性胸水或恶性胸腔积液，无疑也是非常合适的，既泻水，又攻坚，一举而两得，何其快哉！

从《神农本草经》的论述来看，葶苈子似乎就是为恶性胸腔积液而生的。正如《本草经疏》所云："葶苈，为手太阴经正药，故仲景泻肺汤用之，亦入手阳明、足太阳经。肺属金，主皮毛，膀胱属水，藏津液，肺气壅塞则膀胱与焉，譬之上窍闭则下窍不通，下窍不通则水湿泛溢为喘满、为肿胀、为积聚，种种之病生矣。"

临床上，葶苈子有甜、苦两种，现多不分。总体上，甜者性缓，苦者性急。正如《汤液本草》云："葶苈，苦、甜二味，主治同。仲景用苦，余方或有用甜者，或有不言甜、苦者。大抵苦则下泄，甜则少缓，量病虚实用之，不可不审。本草虽云治同，甜、苦之味，安得不异？"

大枣甘平，入脾经。功能补脾健胃，养营安神，缓和药性。主治脾胃虚弱，气虚不足，倦怠乏力，妇人脏躁等病证。正如《神农本草经》载："主心腹邪气，安中养脾，助十二经，平胃气，通九窍，补少气、少津液，身中不足，大惊，四肢重，和百药。"十枣汤泻水，亦是用大枣来缓和药性。

因此，葶苈大枣泻肺汤中，仲景恐葶苈子峻猛伤正，故又佐以甘缓之大枣安中扶正，使泻肺不伤肺气。正如《千金方衍义》所云："故用葶苈破水泻肺，大枣护脾通津，乃泻肺而不伤脾之法，保全母气以为向后复长肺叶之根本。然肺胃素虚者，葶苈亦难轻试，不可不慎。"

而肿瘤患者一旦出现恶性胸腔积液，一般属于中晚期，往往虚象已显，因此，扶正安脾显得很有必要。脾为中央土，补土即是实脾，土实可以制水，又为提高机体耐攻机能准备条件。因此，葶苈子、大枣两药，一攻一补，张弛有道，正是针对肿瘤相关性胸腔积液的一般病机而设。

### 4. 恶性胸腔积液的合适之方

葶苈大枣泻肺汤泻肺利水，化痰软坚，可谓通调水道之妙方，治恶性胸腔积液非常合适，临床症见一侧或双侧胸胁胀满，喘不得卧，咳逆上气，喘鸣迫塞，一身面目浮肿，胃纳往往不佳，小便不利，大便量少而偏干，舌质暗红或淡或有瘀斑，苔黄或白，脉偏实。

笔者参考处方：葶苈子 30g，大枣 15～30g。

历代医家皆认为本方峻猛刚烈，非体质壮实者不能用之。而笔者在临床上发现，葶苈子用至 30g 或以上，并未发现明显毒副反应，可资参考。

**案例** 王某，男，92 岁。2018 年 8 月 24 日初诊。

患者有慢性阻塞性肺疾病史 30 余年。2 个月前患者无明显诱因再次出现咳嗽气促，咳痰，痰中带血丝，遂入住某医院治疗。行胸部 CT 检查提示右上肺占位，右侧胸腔大量积液征，心包少量积液。B 超提示右侧胸腔大量积液，长径 13cm。家属暂拒绝置管引流。遂经朋友介绍邀余会诊。

诊见：倚息不得卧，咳嗽咳痰，偶有血丝，口干口苦，大便秘结，小便不利，舌红质老，苔黄腻，脉沉滑而硬。辨为痰饮化热，肺失通调。法当泻肺行水，化痰攻下。拟葶苈大枣泻肺汤加减。

处方：葶苈子 30g，大枣 15g，茯苓 60g，生大黄 15g（后下）。3 剂，嘱按法自煎。

兼用敷脐方：甘遂粉 6g，大黄粉 6g，醋调敷脐，一日一换。

二诊 8 月 28 日：药后大便泻下甚多，小便增多，四五天后咳喘减轻，有时能半卧位休息二三小时，仍咳嗽咳痰，痰黏难咯，舌脉同前，腻苔似略减。效不更方，守方加减 2 周后，取得较好的效果，甚为可喜。但继续服药约 2 月余后，患者胸水不再减少，4 个多月后患者胸水又增多，终至穿刺引流度日。

## 5. 活法在医者

仲景示人以规矩，然活法在医者。

葶苈大枣泻肺汤，药仅两味，属于急治之方，不适合慢性病的治疗。临床上若见肺癌伴有小中量胸腔积液时，可以合方使用。

若有少阳见证，则合用小柴胡汤、泽漆汤等；若有太阳见证，则合用麻黄汤、小青龙汤等；若有阳明见证，则合用承气汤类方、己椒苈黄丸等；若为三阴证，则合用补中益气汤、理中丸、真武汤、防己黄芪汤、木防己汤等。

**案例** 蔡某，女，65岁，农民。以咳嗽、咳引胸痛、气短3天于2017年2月17日收住院。

患者于1周前，开始出现恶寒发热，咳嗽，咳少许白痰。患者自服泰诺等药治疗，效不佳，遂来院。入院时精神软，气短而不能平卧，右肺呼吸音清，左肺背部呼吸音消失，心音低，心率92次/分，律齐，未闻及病理性杂音、腹软，肝脾肋下未及，双下肢不肿。胸部CT示右肺占位伴右侧大量胸腔积液。入院诊断：中医为肺积伴悬饮；西医为肺占位。

诊见：咳嗽气促，咳痰色白，胸中隐痛，恶寒，体温37.8℃，舌淡苔薄水滑，脉浮有力。治以开鬼门法。拟葶苈大枣泻肺汤合麻黄汤加减。

处方：葶苈子30g，红枣30g，苦杏仁12g，麻黄12g，桂枝12g，甘草9g，泽漆45g。3剂，水煎服。

3天后恶寒发热、气短、咳嗽、胸痛明显减轻，已能平卧休息。

复诊处方：葶苈子30g，红枣30g，苦杏仁12g，麻黄6g，生姜15g，莱菔子30g，川芎9g，泽漆30g，茯苓60g。7剂，水煎服。

服完7剂，复查胸水B超示中等量胸腔积液，前后径6.2cm。行肺占位穿刺病理示腺癌，EGFR突变，后续予以中医药结合埃克替尼靶向治疗，病情稳定。

临床上，若以葶苈子研粉服用，其效或许更佳，古方多有用散剂者。

其实，散剂不仅适用于急性病，慢性病也是适用的。急性者，取其"散"也；慢性者，取其廉也。如《杂病源流犀烛·脏腑门》载有一方，名为葶枣散："炒葶苈子，为末，每服二钱，大枣十枚煎汤调下。治肺痿，喘急面浮者。"此中肺痿，当然也有可能是肺恶性肿瘤晚期引起的胸腔积液。可资参考。

**案例** 姚某，女，90岁，离休干部。2019年7月29日初诊。

患者因 CEA 进行性增高而发现结肠占位，考虑为结肠恶性肿瘤，因年事已高，而未行病理学检查。近期胸腹部 CT 示腹腔、肝、肺等多发转移。CEA > 15000ng/mL。胸腹腔 B 超示大量胸腔积液、大量腹腔积液。中医诊断：癌病伴痰饮；西医诊断：结肠恶性肿瘤伴转移考虑。患者入院后发热已1个月，使用亚胺培南、替加环素等强有力抗感染治疗方案，效果不佳，邀余会诊。

刻下：每日体温仍有 37.8 ～ 38.9℃，微恶寒，胸闷气短，持续吸氧，尚能平卧，咳嗽少痰，痰白黏，双肺呼吸音低，腹微隆，纳差，小便量偏少，大便二三日一行，双下肢轻度浮肿。舌偏红质偏老，苔薄，脉沉尚有力。思之，此患者重病且久，唯脉尚有力，尚可耐且攻且补之剂。患者太阴不足，阳明有热，治以泻肺清热、扶正健脾法。拟葶苈大枣泻肺汤合木防己汤加减，葶苈取散入药。

处方一：葶苈子 30g，牵牛子 30g。1 剂，打粉吞服，每服 6g，日 2 次。

处方二：党参 30g，红枣 30g，石膏 90g（先煎），桂枝 12g，滑石 30g（包煎），茯苓 45g，猪苓 15g，汉防己 15g。5 剂，水煎服。

服药后，体温逐渐下降至正常。5 剂服完，尿量较前增多，大便通畅，胸闷不适感亦有所减，精神好转，似有起色。随后以葶苈大枣泻肺汤合防己黄芪汤加味巩固，服药半月后，病情尚平稳，但毕竟患者年高病重，病情又反扑，并出现吸入性肺炎，难以回天，一月余后便辞世。

中篇

——

补法门径

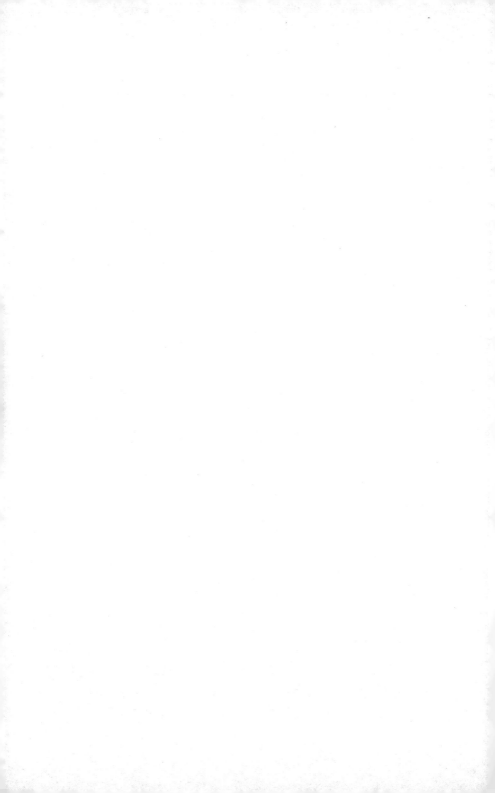

# 十、黄土汤
## ——消化道肿瘤出血的理血妙方

### 1. 只有我现在治不好的病

**案例** 高某，男，44岁。因"反复咳嗽咳痰1年余，便血1天"于2016年10月25日入院。

昨患者无明显诱因下出现便血，初为鲜红色，后为暗红色，量共约50mL，大便隐血RBC（++），OB（++++）。入院诊断：①慢性支气管炎；②植物人状态（脑外伤后）；③消化道出血；④继发性癫痫；⑤脂肪肝。予以泮立苏、卡络磺、施他宁等治疗。后患者反复出血，于2016年11月11日出血加重，伴吸入性肺炎合并I型呼吸衰竭。

2016年11月12日：症见昏迷，呼吸急促，两颧戴红，咳喘，心电监护示心率138次/分；便血，血色暗红，大便OB（++），舌淡嫩，脉沉。患者阳虚于内，虚阳浮越于外，为欲脱之重症。笔者思之，如此重症似难处置，暂拟理阳救阴法，议黄土汤原方。

处方：赤石脂60g（包煎），生地炭30g，附片15g（先煎），黄芩15g，炒白术15g，炙甘草10g，阿胶9g（烊）。5剂。

2016年11月18日复诊：下利便血减轻，大便隐血从第三剂药服后即转为阴性，颧红，舌淡嫩，脉沉弱。拟黄土汤合理中丸加减。

处方：赤石脂 60g（包煎），生地炭 30g，附片 15g（先煎），黄芩 15g，炒白术 15g，炙甘草 10g，阿胶 9g（烊），炒党参 15g，干姜 15g。3 剂。

患者隐血持续转阴。能有如此疗效，笔者深以为喜。然患者为脑外伤后植物人状态，几个月后还是死于再次吸入性肺炎并发呼吸衰竭。

此案患者虽然不是恶性肿瘤，但也能从侧面体现出黄土汤的功效。患者在很长一段时间内，大便隐血持续为阳性，病情危重。这也说明，仲景方是可以治疗一些西医治疗效果不佳的重病。

这让我想起朱进忠先生行医济世的座右铭："没有治不好的病，只有我治不好的病；没有治不好的病，只有我现在治不好的病。"

## 2. 移花接木

有相当长一段时间，笔者临床治疗消化道出血皆以归脾汤、理中丸、泻心汤等加减，或加各种炭药，但都疗效平平。后来，深入地探究黄土汤的证治以后，开始以黄土汤加减治疗，收到了出乎意料的疗效，上述高某便血案即是一个例证。

笔者又想，既然黄土汤对消化道出血有效，那是否对消化道肿瘤相关性出血也有效呢？只要证机相同，应该也有效！临床实践表明，黄土汤治疗消化道癌性出血，确实亦有较好的疗效。

**案例** 齐某，男，71 岁。因"确诊胃癌 1 年，上腹部隐痛 1 周"于 2016 年 7 月 1 日收住入院。

患者 1 年前（2015 年 7 月 2 日）因"胃脘不适"就诊当地医院，行胃镜示"食管 – 贲门 – 胃体部癌，腺癌"。因"脑梗"不能耐受手术治疗，一直中药治疗。1 周前，患者再发上腹部隐痛，查血常规示血红蛋白 43g/L，遂门诊以"胃癌伴重度贫血"而收住入院。

现患者精神软，无发热，无呕血等，神清，精神一般，纳一般，夜寐安，大便 1 ～ 2 日一次、色黑，近期体重无明显减轻。既往体质可，有"丘脑脑梗" 1 年余；否认高血压、糖尿病史，否认肝炎、结核等传染病史，否认外伤、中毒史。无输血史，否认食物药物过敏史。入院查体：T 37℃，P 70 次 / 分，R 20 次 / 分，BP 92/60mmHg。神清，重度贫血貌，全身皮肤巩膜无黄染，浅表淋巴结未及肿大，颈软，气管居中，两肺呼吸音清，未及明显干湿啰音。HR 70 次 / 分，律齐，未及病理性杂音。腹平软，无压痛及反跳痛，肝脾肋下未及，未及明显包块，移浊（ – ），肠鸣音不亢，双下肢无浮肿。舌淡红，苔薄白，脉细弱。中医诊断：积病（脾胃气虚证）。西医诊断：①胃恶性肿瘤；②贫血（小细胞低色素性）；③丘脑梗死（陈旧性）。入院后予以预约输注红细胞、抑酸护胃、营养支持等治疗。输血 1.5 单位后，至 2016 年 7 月 4 日复查血常规：WBC $5.5 \times 10^9$/L，NE% 61.8%，HGB 57g/L，PLT $429 \times 10^9$/L。

2016年7月4日诊：患者诉乏力，仍有上腹隐痛，NRS评分0～1分，面色萎黄，神疲乏力，无发热，无口渴，无咳嗽气急，无胸闷胸痛，无腹胀腹泻等不适，小便畅利，大便2～3次/天、色黑、质溏。舌淡嫩，脉细弱。患者目前脾气亏虚及阳，应扶阳为要，拟黄土汤原方之意。

处方：东阿阿胶9g，赤石脂30g（包煎），黑顺片10g（先煎），黄芩炭12g，生地黄炭18g，麸白术12g，蜜甘草9g。5剂，水煎服，阿胶烊化。

2016年7月14日复查血常规：WBC $4.0 \times 10^9$/L，HGB 72g/L，PLT $344 \times 10^9$/L。大便常规隐血：弱阳性。复诊予以黄土汤合理中丸，7剂。血红蛋白逐渐恢复至110g/L，大便隐血转阴。体力恢复，随后转入后续化疗。

此案例，患者服用黄土汤后血红蛋白上升，消化道出血好转，从重度贫血到中度贫血，再到轻度贫血，效果之好，有些出乎笔者的意料，这也再一次表明了中医可以治疗急症、重症。该患者一派阴盛之象，阳气亏虚应该是由长久的脾虚所致，气虚日久，逐渐损阳，故而予以黄土汤扶阳摄血，收效甚捷。

清代赵濂《医门补要·自序》云："医贵乎精，学贵乎博，识贵乎卓，心贵乎虚，业贵乎专，言贵乎显，法贵乎活，方贵乎纯，治贵乎巧，效贵乎捷，知乎此，则医之能事矣。"笔者悟之，仲景从未言黄土汤不可治癌性出血，故移花接木之意可也。

### 3.一张被忽视的理血方

黄土汤，名字虽土，其效并不土，只是很多医者没有重视它。

不被重视的原因，无非有二：其一，黄土作为主要的药物，难以寻觅，以至于临床医师认为连主药都没有还如何处方！其二，对黄土汤的组方立意认识不够深刻，黄土汤中既有热药附子，又有寒药黄芩、生地，似乎方剂的主治方向不明。

其实，《金匮要略·惊悸吐衄下血胸满瘀血病脉证并治》中早就明确了该方的作用："下血，先便后血，此远血也，黄土汤主之。"

"先便后血"有些学者认为类似于痔疮出血，其实仲景的原意应该是指上消化道出血。笔者认为，"先便后血"只是描述一种现象，重点在于"远血"两个字，说明距离肛门口比较远，只有抓住这个重点，才能正确理解该条条文。因此，该方证病位以中焦为主，兼及下焦，出血量以轻中度出血为主，可伴有少许呕血，其出血的色泽多暗红。从临床上看，患者常为慢性失血，有阳虚性的贫血貌，也可有虚性热象存在。

日本汉方家浅田宗伯认为："此方治下血陷于阴分者，有收涩之意，不拘于先便后血。暴下血者，投与桃核承气汤、犀角地黄汤血不止，陷于阴分危笃者，此方常得奇效。"

至于黄土汤能否治疗下消化道出血，甚至是痔疮出血，当然可以！只要属于脾阳亏虚，同时伴有血中虚热者，皆可使用。

## 4.药解伏龙肝

黄土汤中的黄土就是灶中黄土、灶心土，又名伏龙肝。最早载于《名医别录》："主妇人崩中，吐下血，止咳逆，止血，消痈肿毒气。"历代本草皆有记载，如《日华子本草》云："治鼻洪，肠风，带下血崩，泄精尿血，催生下胞。"《本草备要》云："调中止血，去湿消肿。"都明确灶心土有止血功效，可治疗血证。《普济方》收载的伏龙散就用灶心土来治疗吐血、泻血："多年垩壁土、地炉中土、伏龙肝，上等分，每服一块如拳大，水二碗，煎一碗，澄清服，白粥补之。"

那么黄土究竟为何物？为何又称为伏龙肝？历代本草说法不一。《雷公炮炙论》曰："凡使勿误用灶下土。其伏龙肝，是十年以来，灶额内火气积久自结，如赤色石，中黄，其形貌八棱，取得研细，以水飞过用。"指出灶心土并非灶下土。

陶弘景说黄土是"对釜月下黄土"，并说"以灶有神，故号为伏龙肝，并以迂隐其名尔"。按，"釜月"一词未见有确切的解释，据萧炳《四声本草》云："釜月中墨，一名釜脐上墨。"因此，"釜月"应该就是"釜脐"的意思，是指釜鬵底部正中心位置。而其对伏龙肝名称的解释则是一种带有道家思想的臆测。而李时珍亦是人云亦云，想当然，在《本草纲目》载："临安陈舆言：砌灶时，纳猪肝一具于土，俟其日久，与土为一，乃用之，始与名符。盖本于此。"有点荒唐。

笔者认为，唐代独孤滔《丹方鉴源》中的解释比较符合实际："伏龙肝取经十年灶下，掘深一尺，有色如紫瓷者是真。"

即伏龙肝应为灶下深部经年日久、色如紫肝的土。

## 5. 何处觅黄土

然而作为黄土汤的君药——黄土，现在已难觅其踪，即使在古代也是稀罕之品，得之不易，医家不得已往往用他药替代。

如清代医家陈修园在《金匮要略浅注》言："愚每用此方以赤石脂一斤代黄土如神。"赤石脂的功效和伏龙肝有相通之处，且有陈修园等医家临床验证，故笔者临床凡用此方时，也皆以赤石脂代之。

赤石脂，《神农本草经》云治"肠澼脓血，阴蚀，下血赤白"，说明赤石脂亦有止血之功。只是赤石脂无灶心土的降逆作用，而临床消化道出血的患者，往往有上逆欲呕的症状。伏龙肝有降逆之功，如《本草便读》称伏龙肝为"呕家圣药"。李克绍教授认为，伏龙肝质重性降，气香性温，暖脾温胃，适于胃气大虚、水药不受、水药入口即吐的情况。李老在其《胃肠病漫话》中就记载了一则非常有意思的病案：

1957年夏天，余由家中返回诊所，诊所内一患者呻吟。原来患者患急性胃肠炎，剧烈吐泻一昼夜，已严重脱水。我想用点药试试，所内一名西医认为患者服药即吐，主张停用一切药物，让胃休息，任其自然恢复。我认为西药不行，还有中药，大方不行，还有偏方。便到邻家从土灶里掘取一块灶心土，有鸡子大，放在碗内打碎，冲入开水，搅了几下，待粗渣沉淀后，将土黄色的浑水倒入另一碗中，乘温喝下。患者一口气喝下一大碗浑黄水，竟未再吐。病愈后，那位患者回忆说："那药真香。"伏龙肝味香，正常人是体会不到的，只有在胃气大虚的情况下，才能觉察到香味。中医讲"香入脾"。

古代医家除用赤石脂替代灶心土外，还有用陈壁土或红砖替代的。胡希恕先生则用焚烧后的黄土煤球来替代，亦是煞费苦心。然笔者认为，皆不如赤石脂更方便易得，且疗效相近。

### 6. 阿胶为止血而设

黄土汤中另外一味很重要的药物是阿胶。

有学生问我，黄土汤中阿胶是否为失血后的血虚而设？我反问之，能举出古人补血名方中用阿胶补血的例子吗？学生陷入了沉思。我继问，为何少有用阿胶补血的？学生亦无以为答。

其实阿胶最主要的功效是止血，补虚只是它的一个附带作用。

《神农本草经》载阿胶："主心腹内崩，劳极，洒洒如疟状，腰腹痛，四肢酸疼，女子下血安胎。"《本草纲目》亦云阿胶："疗吐血、衄血、血淋、尿血，肠风，下痢。女人血痛、血枯、经水不调，无子，崩中，带下，胎前产后诸疾。"可见止血才是阿胶的主要功效。然而当下为何很多人会认为阿胶是用来补血的呢？恐怕有两个原因，其一是医者不明就里，人云亦云，不读古籍，不去考证；其二是一些商家被利益驱使，在宣传上夸大其补血的作用，毕竟宣传补血要比宣传止血好卖的多。

再仔细看一下仲景用阿胶的方剂也会发现，仲景用阿胶主要是取其止血作用，如猪苓汤用其止尿血、芎归胶艾汤取其止漏血、温经汤取其止崩血、炙甘草汤取其止咯血等。再如《金匮要略·妇人产后病脉证并治》曰："产后下利虚极，白头翁加甘草阿胶汤主之。"附方《千金》内补当归建中汤条文："若去血过多，崩伤内衄不止，加地黄六两，阿胶二两，合八味，汤成内阿胶。"阿胶都是起止血作用。

综上所述，黄土汤中除主用灶心土止血外，阿胶也是另一个重要的止血药物。

### 7. 药解黄芩、白术和附子

黄土汤中为什么要用黄芩？几版《方剂学》的教材都解释为"反佐"，制约温燥之品，以防火动。

那为什么不用黄连或黄柏去反佐呢？

《神农本草经》云黄芩"主诸热黄疸，肠澼"。《古今医鉴》言："夫肠澼者，大便下血也。"《脾胃论·肠澼下血论》亦云："肠澼者，水谷与血另作一派，如泄桶涌出。"说明肠澼包括大便出血，可见黄芩可以治疗大便下血。《名医别录》记载黄芩治"淋露下血"；庞安时在《伤寒总病论》载方："吐衄下血：黄芩三两，水三升，煎一升半，每温服一盏。亦治妇人漏下血。"《本草纲目》载黄芩能治疗"诸失血"，单用黄芩，或煎汤，或为散，或作丸服，可治疗吐衄、下血、尿血以及崩中漏下等。这些都说明，黄芩亦有较好的止血作用，可以治疗各种出血证。

方中白术和附子同用，应该是针对黄土汤证病机而设的。黄土汤所治病证大多呈慢性进展，以脾虚为本，脾虚日久伤及脾阳，故用白术与附子合用，温阳健脾，扶正固本。

而本方妙在黄芩与白术、附子同用。白术、附子以温脾胃之阳，阳虚有热，再以黄芩清热，故阳有所固，热有所泄，则血络可宁。

## 8. 寒热并用，刚柔相济

消化道肿瘤伴有消化道出血者，一般病程较久，往往出现于疾病中后期，即肿瘤表面破溃时。消化道肿瘤伴消化道出血，一般病位在脾。脾主统血，凡脾气亏虚所致血证，皆可从健脾统血入手，如归脾汤、四君子汤等。

而实际上脾虚除了气虚之外，尚有气虚及阳、气虚及阴、阳虚夹热等不同。这也就是为什么笔者之前往往用归脾汤治疗消化道肿瘤出血收效不佳的深层次原因，可能初发在气虚阶段时归脾汤有效，气虚及阳可用理中丸、附子理中丸等，而等到气虚及阳同时合并有标热时则归脾汤、理中丸皆无效，而黄土汤正是气虚及阳夹有标热的代表方。所以，一般情况下黄土汤证见于消化道肿瘤的中晚期，往往出现于理中丸证的基础上。

黄土汤证的一般特点为患者便血，便色黑，便质稀溏如柏油沥青。若出血量较大者，亦可见暗红色血便，腹胀肠鸣，时有腹痛隐隐，畏寒肢冷，面色无华或苍白，或同时伴有面色戴红，舌质一般嫩或淡，可见齿痕，脉细弱或芤或带数。

**案例** 陈某，男，85岁。因"上腹部不适3天，呕血伴黑便2天"于2016年6月12日入住我院消化内科。

患者前一日开始出现呕血，共2次，色鲜红，每次量约200mL，伴有黑便1次。今日凌晨再次出现呕血，色暗伴有血块，量约150mL，感乏力，无头晕黑蒙等，入住消化科。查血常规：WBC $10.3×10^9$/L，NE% 68.3%，HGB 116g/L，PLT $225×10^9$/L。隐血试验：OB（++++）。入院诊断：①上消化道出血（消化性溃疡？）；②高血压；③脑梗死个人史。入院后予以耐信针抑酸、凝血酶口服止血等治疗。6月12日查大便OB（++）；6月16日血常规HGB 67.0g/L，予输红细胞2U。2016年6月17日全腹部增强CT示贲门癌。6月21日复查大便OB（++）。6月20日科室医师予以左金丸合小承气汤加味治疗7剂，效不佳。

2016年6月28日邀余会诊。时下症见神疲，面色萎黄，上腹隐痛，便溏色黑，大便OB持续（++），纳呆，腹胀，四肢温，无汗出，舌淡苔薄黄腻，舌底络脉曲张，脉弱略数。拟黄土汤加味。

处方：赤石脂30g（包煎），生地炭15g，附片9g（先煎），炒黄芩12g，炒白术12g，炙甘草6g，姜炭6g，阿胶珠10g，蛇舌草15g，半枝莲18g，石见穿18g，佛手6g。7剂。

2016年6月29日开始服药。4剂后，大便隐血（+）；7剂后，大便隐血转阴。2016 年 7 月 8 日复查 HGB 100g/L。2016年 7 月 10 日、8 月 11 日复查大便隐血持续阴性，后予以替吉奥单药化疗。

该患者病机明确，日久脾阳不足，固摄无权，血热内生，络脉受损，以致癌性出血。故投以黄土汤（赤石脂代灶心土），加炮姜以加强温脾的作用，同时加蛇舌草、半枝莲等散结清热消癌，因为患者兼有血热的症状，故加上亦不显杂乱。

总之，黄土汤是一张寒热并用、标本兼治、刚柔相济的理血妙方，温阳而不伤阴，滋阴而不碍阳，只要是脾阳亏虚的出血皆可放胆用之。正如《本草便读》所云："凡诸血病由脾胃阳虚而不能统摄者皆可用之。"

对于消化道肿瘤来讲，当然也要辨证施治而用本方。临床上消化道肿瘤出现脾阳不足证并不少见，尤其是胃癌和大肠癌容易出现脾阳不足的出血。

# 十一、黄芪桂枝五物汤
## ——手足综合征的内服主方

### 1. 初用黄芪桂枝五物汤

记得第一次给一个服用了几个周期卡培他滨的肠癌患者使用黄芪桂枝五物汤，就收到了不错的疗效。

**案例** 黄某，中年女性。初诊时间为2011年11月5日。

患者主诉四肢末端麻木、疼痛一个月余。患者结肠癌术后口服卡培他滨辅助化疗，大概服用3个周期后，逐渐出现四肢末端麻木、疼痛、皲裂，之后有皮肤色素沉着。

刻下见：手足麻木伴疼痛，皮肤发黑、略肿、不红；患者自我感觉乏力较明显，纳一般，大便偏溏。舌淡胖，苔薄，脉沉细。

处方：黄芪30g，赤芍15g，桂枝15g，生姜15g，大枣15g，桑枝15g，片姜黄12g。7剂，水煎服。

复诊时，患者诉服药三四天就感觉有效果。首先表现为疼痛减轻。效不更方，继续守方如前。后来反复七八诊，同时患者辅助化疗完成8个周期。中医诊治基本以黄芪桂枝五物汤为主，或合用四物汤，或合用桂枝茯苓丸，共计服药三月余，基本治愈，唯余色素沉着。

黄芪桂枝五物汤可以说是一张名方，知道的人很多，运用的人也不少，但要真正吃透并熟练运用则并非易事。

### 2. 从血痹看手足综合征

黄芪桂枝五物汤是治疗血痹的。

《金匮要略·血痹虚劳病脉证并治》曰："血痹，阴阳俱微，寸口关上微，尺中小紧，外证身体不仁，如风痹状，黄芪桂枝五物汤主之。"

血痹作为病名，首见于《灵枢·九针论》："邪入于阴，则为血痹。"文辞简奥，难解其意。但我们可以推测的一点，就是血痹是个外感病。"邪入于阴"，说明邪气已经入里了，这里的阴应该从阴阳观入手，即营血之阴。隋代巢元方在《诸病源候论》中专设"血痹候"，指出："血痹者，由体虚，邪入于阴经故也。血为阴，邪入于血而痹，故为血痹也。"巢氏所论，可以说是对仲景条文的有益补充和解释。

《说文解字》言："痹，湿病也。"《素问·痹论》认为，痹证的形成与外邪的侵袭密切相关："风寒湿三气杂至，合而为痹也。其风气胜者为行痹，寒气胜者为痛痹，湿气胜者为着痹也。"血痹隶属于痹证，其外因亦如《素问·五脏生成》所言"卧出而风吹之"，以及《金匮要略》所言"加被微风"，因此其发生必然与外邪相关。唐代孙思邈在《备急千金要方》中就明确指出："风痹，游走无定处，名曰血痹。"

血痹不同于《内经》所论之"三痹"，其部位为"血脉"之"营分"；也不同于"脉痹"，脉痹的部位为"血脉"之"血分"，病理层次上应该更加入里了，正如《杂病源流犀烛》所曰："入于血，则凝而不流为脉痹。"

而血痹的临床表现实际上极似手足综合征。

手足综合征是以手掌、足底感觉异常或肢端红斑为主要表现的疾病，通常是化疗毒性在皮肤、神经的反应，主要发生于受压区域。常见的化疗药物如希罗达、奥沙利铂、多西他赛等，另如索拉非尼、阿帕替尼等也会引起。作为手足综合征最突出的症状是皮肤的麻木，而麻木就是"身体不仁"。《医学正传》对"不仁"有很恰当的解释："夫所谓不仁者，或周身或四肢唧唧然麻木不知痛痒，如绳扎缚初解之状。"同时，手足综合征容易受外界温度的影响，患者接触凉水、凉物即症状加重，这就非常类似于"加被微风"的描述。另外，手足综合征常见皮肤红斑，说明病位涉及"血脉"，但因手足综合征往往未涉及血管的病变，而以皮肤、神经为主，故病位尚表浅，位于"血脉"的表层，大致相当于"营分"。

因此，手足综合征就是一个药物性"血痹"。

## 3.尊荣人与肿瘤

仲景曰："血痹病从何得之？师曰：夫尊荣人骨弱肌肤盛，重因疲劳汗出，卧不时动摇，加被微风，遂得之。"(《金匮要略·血痹虚劳病脉证并治》)痹者，闭也，闭阻不通之意。故其发病可因气血亏虚为本，因疲劳汗出而风邪乘虚而入，致使营血闭阻不通而成。

《素问·痹论》说："营气虚，则不仁。"《长沙药解》亦谓："以疲劳汗出，气蒸血沸之时，安卧而被微风，皮毛束闭，营血凝涩，卫气郁遏，渐生麻痹。营卫阻梗，不能煦濡肌肉，久而枯槁无知，遂以不仁。"

《金匮要略》虽然列专篇论述血痹，但实际上全篇有关血痹的只有两条条文，剩下的条文全都是论述虚劳病的，这无疑给血痹患者多有虚劳埋下伏笔，因此仲景原文提出了"尊荣人"的冠名。

文中的"尊荣人"是虚弱体质人的代称，此类人往往锦衣玉食，养尊处优，缺少体力劳动，所以筋骨柔弱，肌肤肥盛，即我们所称的虚胖体质人。《医宗金鉴》曰："尊荣人，谓膏粱之人，素食甘肥。"《张氏医通》亦云："惟尊荣奉养之人，肌肉丰满，筋骨柔脆，素常不胜疲劳，行卧动摇，或遇微风，则能痹著为患，不必风寒湿之气杂至而为病也。"

仲景文中的"卧不时动摇"似难解。从语句中的位置可以看出，"卧不时动摇"是和"疲劳汗出"并列的病因。曹颖甫在《金匮发微》中的解释颇有见地："自来注家多未明了，予特抉其隐情而发之，大约与虚劳失精家病原相伯仲耳。夫所谓尊荣之人者，美人充下陈，左拥而右抱……肌肉虽盛，腠理实虚，加以内嬖既多，精气遂削……况又入房汗出，全身动摇，微风袭之，血受风遏，阳气不达，阴血遂凝。"指出了"卧不时动摇"与"入房""失精"的联系，值得重视。

肿瘤患者作为虚劳人的代称已被业界广泛认同，而"尊荣人"作为虚劳人的典型，无疑是包括肿瘤患者在内的。肿瘤患者从发病到手术、从化疗到放疗、从靶向治疗到免疫治疗，一直在经历损伤性医疗，这反过来说就是一段元气消耗的历程，这还不包括肿瘤本身所消耗的元气。当下的肿瘤患者，大多有"尊荣人"的特征，比如运动少、营养过剩、不耐劳作等。仲景言"卧不时动摇"与血痹有关系，而手足综合征的发生又是在虚劳之体上发生。因此，临证诊治，须认识扶正的重要性，同时此类肿瘤患者在病情恢复前应该是禁房事的。

### 4. 血痹脉象对手足综合征的指导意义

关于血痹脉象，仲景原文中提到两条，即"脉自微涩，在寸口、关上小紧"和"阴阳俱微，寸口、关上微，尺中小紧"。"阴阳俱微"应该是血痹病的总体脉象。浮取为阳，沉取为阴；寸脉为阳，尺脉为阴；浮沉候表里，寸尺亦候表里。阴阳俱微，即浮取沉取均微弱无力，提示气血均衰，正如《四言举要·脉诀》所云："无力为弱，柔小如绵。""寸口、关上微""寸口关上小紧"，"微"和"小"同义，皆指脉象应指微弱，提示正气较衰。

仲景所论的微脉，不同于后世的微脉。后世的微脉，往往带有沉之意，而仲景的微脉只是指脉象微弱，不涉及浮或者沉，若要带浮或者沉，仲景会直接说明，如论述干姜附子汤条文时说"脉沉微"、抵当汤条文时说"脉微而沉"，还有《金匮要略·疮痈肠痈浸淫病脉证并治》中的"寸口脉浮微而涩"等。

紧，则是指感受了外邪。仲景论紧脉，常常指代外邪，如"寸口脉浮而紧，紧则为寒""脉阴阳俱紧者，名为伤寒""脉浮而紧，而复下之，紧反入里"等。

临床上，手足综合征的患者往往脉象是偏细、偏弱的，有时带有浮象，而浮时往往亦重按无力，这可能与肿瘤患者本身正气较虚弱有关，与"血痹"脉象也是符合的。因此，如果手足综合征患者出现大脉或弦劲脉，往往提示病情的进展或难治。此兹参考。

## 5. 手足综合征从血痹论治

血痹的症状，最突出的就是局部麻木，即"外证身体不仁，如风痹状"。如果我们从症状入手的话，手足综合征以及化疗药物所致末梢神经毒性反应完全可以从血痹辨治。若从病因病机入手，肿瘤之为病，以虚为本，往往气血不足、肝肾亏虚。加上手术或放化疗，损害脾肾、耗伤气血，故肿瘤患者的体质往往都符合"尊荣人"的特点。此类人气血亏虚，精血不足，脉道空虚，营阴郁滞，易于被外邪侵袭，以致营血不能濡养筋脉四肢，而出现肌肤麻木不仁、感觉异常甚或疼痛不止、皮肤红肿破溃而成痈疮。同时，手足综合征的脉象特点往往亦与"血痹"脉象吻合。

综上所述，手足综合征可以从血痹论治。

关于血痹的治疗，仲景给出了两个方案：轻者，用针刺疗法，"宜针引阳气，令脉和，紧去则愈"；重者，则用黄芪桂枝五物汤。

这两种方法看似不同，其实本质是一样的。针刺是为"引阳气"，而黄芪桂枝五物汤亦是为"引阳气"而设，只是轻重之别。如清代徐彬在《金匮要略论注》中所云："此即桂枝汤去草加芪也，立法之意，重在引阳，故嫌甘草之缓小，若黄芪之强有力耳。"

临床上，治疗手足综合征，轻症可取针刺法或其他外治法，重症可用黄芪桂枝五物汤，其治则皆为"引阳气"，即激发局部的阳气。笔者有时会结合两种方法一起使用，或针刺合汤药，或汤药合熏洗，或熏洗合刺血等。

## 6. 组方方义

"黄芪桂枝五物汤方：黄芪三两，芍药三两，桂枝三两，生姜六两，大枣十二枚。上五味，以水六升，煮取二升，温服七合，日三服。"

黄芪桂枝五物汤，全方共5味药，为桂枝汤去甘草，加黄芪而成。

方中黄芪为君，甘温益气，补在表之卫气。桂枝散风寒而温经通痹，与黄芪配伍，益气温阳，和血通经。桂枝得黄芪益气而振奋卫阳；黄芪得桂枝，固表而不致留邪。芍药养血和营而通血痹，与桂枝合用，调营卫而和表里，两药为臣。生姜辛温，疏散风邪，以助桂枝之力；大枣甘温，养血益气以资黄芪、芍药之功，与生姜为伍又能和营卫、调诸药，以为佐使。诸药配伍精当，共奏益气温经、和血散痹之效。

正如《金匮要略方论本义》谓："黄芪桂枝五物汤，在风痹可治，在血痹亦可治也。以黄芪为主固表补中，佐以大枣；以桂枝治卫升阳，佐以生姜；以芍药入营理血，共成厥美。五物而营卫兼理，且表营卫、里胃肠亦兼理矣，推之中风于皮肤肌肉者，亦兼理矣。固不必多求他法也。"

该方治疗化疗或靶向药物所致的周围神经损害、手足综合征。症见四肢肌肤麻木不仁，甚或疼痛、皲裂，微恶风寒，面色不华，或身体浮肿，舌淡或胖，脉无力或微涩而紧。另外如雷诺病、周围神经损伤、糖尿病性周围神经病变、无脉症、多发性大动脉炎、肢端红痛症、面神经麻痹等，也都可以参考血痹治疗。

笔者的参考处方剂量：黄芪 30g，芍药 15g，桂枝 15g，生姜 15 ～ 30g，大枣 15g。水煎服，日一剂。


## 7. 药解黄芪

黄芪，可谓当今医师最为常用的一味药。一者，说明当今之人多虚，当今之病多虚；二者，说明当今之医师已把黄芪作为纯补虚之药了。果真如此吗？

黄芪，古书多称黄耆，《神农本草经》曰："味甘微温。主痈疽，久败创，排脓止痛，大风，癞疾，五痔，鼠瘘，补虚，小儿百病。一名戴糁。生山谷。"从中可以看出，"补虚"并不是黄芪最主要的功效，而治疗"痈疽""久败疮""癞疾""五痔""鼠瘘"等，才是其重要功用，这类病证的共同点是皆属于"疮疡"类，即后世所谓黄芪为"疮家圣药"也，而手足综合征之重者也可见皮肤破溃、红肿热痛等"疮疡"表现，可谓非常合拍。

《名医别录》言黄芪："主妇人子脏风邪气，逐五脏间恶血。补丈夫虚损，五劳羸瘦。止渴，腹痛，泄痢，益气，利阴气。"突出了黄芪治"风邪气"以及补虚损的作用，手足综合征亦是肿瘤患者"加被微风"而在表之疾，属于虚劳人的表病。《长沙药解》曰黄芪"善达皮腠，专通肌表"，说明黄芪善于走表。《神农本草经》所言黄芪主治的"痈疽""久败疮""癞疾""五痔""鼠瘘"等亦大多为表病，而手足综合征病位亦为在表之疾。因此，黄芪一补一散，治疗手足综合征正好合拍。

更为妙者，"逐五脏间恶血"的描述对黄芪用于恶性肿瘤的治疗亦有一定的指导意义。笔者认为"五脏间恶血"是《神农本草经》所言"痈疽"之类病证的向内延伸，而肿瘤可以考虑为体内之"恶血"或"痈疽"。同时，当今诸多医家认为黄芪为扶正类抗癌药的要药，实验研究亦表明了其良好的抗肿瘤效应。

## 8. 不可缺的配伍药

芍药，《神农本草经》载："主邪气腹痛，除血痹，破坚积，寒热疝瘕，止痛，利小便，益气。"直接指明芍药有"除血痹"

的作用，从仲景组方原意来看，临床上选赤芍为佳，所谓"白补赤泻"也。芍药可以"破坚积"，用于治疗肿瘤可谓十分对症。芍药有"小大黄"之称，笔者在临床中使用时也发现，脾胃虚寒者可能有导致腹泻的倾向，故常用炒白芍或炒赤芍。

桂枝和芍药配伍是调和营卫的最佳搭档，而在本方中，桂枝同时发挥通阳散痹的作用，《长沙药解》谓桂枝"走经络而达营郁"即是此意。手足综合征作为表病，必然存在营卫失调的因素，因此黄芪桂枝五物汤的核心配伍是黄芪和桂芍的配伍，桂芍是疏通营卫的关键，只有营卫疏通之后，黄芪才能充分发挥作用。

生姜、大枣同用，除了健胃化饮的功效外，亦是调和营卫之举，只是力量上没有桂芍强。姜枣调和营卫有一种由内而外的趋势，"营卫俱出中焦"，姜枣入胃，一阴一阳，一补一散，故病情轻浅的外感风寒，姜枣汤就可达到治疗效果。在黄芪桂枝五物汤中，注意生姜的用量比较大，为"六两"，笔者使用本方时生姜的剂量一般在15g以上。血痹之病本有湿，正如张璐《张氏医通》曰："血痹者，寒湿之邪痹著于血分也。"重用生姜则主要是取其"散"的外向之力，以达到祛除"营分"外邪的目的。手足综合征往往见于化疗患者，此类患者的一个特点即是脾胃亏虚，而本方中姜枣和胃而温运中焦，这样的配伍显得非常重要。当然，临床上对于夹有阴虚证候的患者，则大剂量的生姜显得太燥，可以去除不用。

### 9. 太阴病之方

黄芪桂枝五物汤与桂枝汤仅有一味药物之差，而主治则不同。

《魏长春临证经验集》记载了当年范文虎治疗医家沈某之媳病肢体酸麻，曾服桂枝汤加味未效，范氏用黄芪桂枝五物汤原方，2 剂即效。此案可以给我们很好的启示。黄芪和甘草皆为补气之品，然走向却不同。甘草走中，黄芪行表；甘草守而不走，黄芪走而不守。噫！仲景配伍之精妙，非我辈可及！

另外，对于血痹之病，仲景虽仅有两条条文论及，但笔者认为血痹的辨治思路我们可以从虚劳相关条文中得到启发。血痹发生于虚体之人，而虚劳则专论虚体之人诸病，因此，仲景将血痹与虚劳列为同一篇。从恶性肿瘤来看，血痹和虚劳病的治疗思想完全可以指导肿瘤的治疗。

仲景《伤寒论》中的方剂，并无黄芪之方，而《金匮要略》则见多首黄芪方，可见黄芪是内伤杂病的专药。岳美中先生在《黄芪之应用及其禁忌》一文中指出："黄芪之于神经系统疾患之瘫痪、麻木、消削肌肉等确有效，且大症必须从数钱至数两，为一日量，持久服之，其效乃效。"

因此，血痹病用黄芪是理所当然的。根据历代医家经验，黄芪以 10 ~ 30g 为常用剂量，而大剂量可达 120g 甚至更多，如王清任、邓铁涛等医家皆有如此之论。

如果以仲景的辨证规律来看，血痹病应该是病在三阴，很有可能是太阴病。如《金匮发微》指出："脾阳先已不振，脺肉乏吸收作用，肌肉虽盛，腠理实虚。"尊荣人就是这一类患者，而肿瘤伴手足综合征的患者也大多见脾胃不足之象。若病偏脾气虚，则可以合用四君子汤、参苓白术散；若病偏脾阳虚，则可合用理中丸、桂附理中丸；若病偏脾阴虚，则须去生姜、桂枝，黄芪改蜜炙，再加用生山药、制黄精、生扁豆、莲子肉、北沙参之属。

## 10. 临证参考

**案例** 南某，女，65 岁。2015 年 7 月 5 日就诊。

主诉为手指麻木隐痛 2 个月余。患者因乳腺癌多次化疗后，多次使用紫杉醇，三四个周期后出现肢端麻木隐痛。患者来诊时，为七月暑天，仍穿外套一件，并诉在空调房里一定要穿外套。

症见面色无华，形体颇丰，恶风寒，动则汗出，纳差，感疲乏，午后则身重欲卧，便溏，小便无殊。舌淡紫微胖，苔薄腻，脉细。辨为血痹之病。方用黄芪桂枝五物汤。

处方：黄芪 30g，炒赤芍 15g，桂枝 15g，生姜 15g，大枣 15g，桑枝 30g。7 剂，日 1 剂，水煎温服。

复诊时患者诉病情毫无改善。再予原方 7 剂。

三诊时患者诉仍无起色。笔者思之，难道辨证错误？但仍觉辨证无误，想起患者舌质紫暗，思之可能营阴瘀滞较甚，遂合用桂枝茯苓丸等。

处方：黄芪 30g，炒赤芍 15g，桂枝 15g，生姜 15g，大枣 15g，茯苓 15g，炒丹皮 12g，桃仁 12g，桑枝 30g，炒当归 10g。7 剂，日 1 剂，水煎温服。

药后复诊，患者诉肢体麻痛有所减轻，守方续进，合理中丸等加减出入。共服药两月余，患者诸症改善，体力增加，大便成形。

此案例说明，临床上有时手足综合征有诸多病理产物的兼夹，亦应慧眼识之。

唐容川在《血证论》中谈了自己的临床经验："虚人感受外风，客于脉分则为血痹……宜黄芪桂枝五物汤重加当归、丹皮、红花。"提出加用活血药，值得我们注意。

之后，笔者在临床上常用本方加味，除了合用桂枝茯苓丸之外，有时会加用威灵仙、透骨草、当归、乌梢蛇等。其中乌梢蛇有很好的祛风通痹作用，而且无毒副反应，《本草纲目》谓"功与白花蛇同而性善无毒"。

临床上，若手足综合征偏阳虚者，则可以合用麻黄附子细辛汤，此类患者往往手足疼痛较甚，且畏寒较明显。一般上肢为主者，加桑枝 15 ～ 30g；下肢为主者，加牛膝 15g，独活 15g；若手足皲裂者，加用麻仁 10g，桑叶 15g，或合用四物汤等。

**案例**　汤某，男 58 岁，某公安局职员。2016 年 3 月 4 日就诊。

患者 5 个多月前因"腹胀 3 个月"就诊当地医院，2015 年

9月18日查腹部增强CT提示回盲部肠壁增厚，考虑肿瘤，伴腹膜后多发淋巴结肿大。考虑结肠癌，予经皮穿刺腹部肿物活检病理提示回盲部肠腺癌。特殊检查：CK7（－），CK20（＋），MSH2（＋），MSH6（＋），MLH1（＋），PMS2（＋），CDX2（＋），Ki-67（+30%），P53（+++80%），WT1（－），P16（－），CK5/6（＋）。所检KRAS基因第2外显子突变（G13C）；NRAS和BRAF基因未见突变。予以先行新辅助化疗3周期，XELOX方案化疗3周期（奥沙利铂120mgd1+希罗达3片，一日2次），复查肿瘤PR，遂在全麻下行手术根治术。术后排除化疗禁忌，继续在原方案基础上加用贝伐珠单抗针300mg辅助化疗、抗血管生成治疗。患者逐渐出现手指麻木、遇冷加重。

症见面色无华，形体偏瘦，神疲乏力，恶寒，纳差，便溏，小便无殊。见双手指轻度红斑、轻度肿胀，无渗出、无破溃。舌淡嫩，苔薄水滑，脉细而紧。辨为血痹之病。方用黄芪桂枝五物汤。

处方：黄芪30g，炒赤芍15g，桂枝15g，肉桂9g，生姜24g，大枣15g，桑枝30g。14剂，日1剂，水煎温服。

二诊时，患者诉前方无效，病情如前，并要求更方。余思之，从血痹辨治无错，只是寒邪似更甚，于是处黄芪桂枝五物汤合麻黄附子细辛汤加减，并予以针刺。

处方一：黄芪30g，炒赤芍15g，桂枝15g，生姜24g，大枣15g，麻黄12g，细辛6g，制附子18g（先煎），桑枝30g，鸡血藤30g，当归10g，乌梢蛇10g。14剂，日1剂，水煎温服。

处方二：桂枝 30g，赤芍 30g，黄芪 30g，透骨草 30g，威灵仙 30g，麻黄 30g，老鹳草 30g，地榆 30g，冰片 15g。14 剂，日 1 剂，水煎，趁温沐患肢，一日 2 次。

三诊时，患者诉麻木减轻。予以守方巩固。

# 十二、芍药甘草附子汤
## ——癌痛圣方

## 1. 癌痛之痛

研究显示，癌症新发患者中有一半以上伴有疼痛。癌症疼痛不仅是一个医学问题，还是一个社会问题。世界卫生组织曾经于 1982 年提出 "2000 年实现全世界无癌痛" 的具体目标，遗憾的是这个目标至今还未实现。国内外医学家都认为，癌性疼痛是慢性疼痛的特殊形式，癌痛治疗是姑息治疗中非常重要的内容。

癌性疼痛主要是由于肿瘤细胞浸润、转移、扩散或压迫有关组织所引起的，是癌症患者常见症状，多见于癌症的晚期，是影响患者生存质量的重要因素。为了提高癌症患者生存质量，减轻乃至解除疼痛，各国学者都在努力寻找治疗癌性疼痛的新方法，以期将癌症患者从疼痛中解救出来。

癌症疼痛可以造成患者身心两方面的伤害。例如，恶心呕吐、食欲减退、失眠、焦虑、恐惧、抑郁、不愿与人交往；各种生理功能减退，活动能力下降；对生活和治疗失去信心等。笔者亲眼见过有患者因疼痛未得到满意控制而失去耐心，甚至会放弃治愈癌症的机会。

因此，癌症治疗，止痛非常重要。目前使用阿片类药物是标准治疗，普及率已非常广。应用 WHO 推广的"三阶梯药物止痛法"控制癌痛的方案，疗效虽然比较确切，但长期使用镇痛剂的毒副作用亦比较明显，并受患者耐受性的限制，致使部分患者止痛效果欠佳。

## 2. 中医治癌痛

运用中医药疗法治疗轻中度癌痛，疗效是比较确切的。对于疑难的重度疼痛，若能配合吗啡类药物使用，亦能取得一定的疗效，而且能减轻阿片类药物的副作用，有类似于增效减毒的作用。笔者认为，仲景方芍药甘草附子汤的组方思路对中医治疗癌痛就具有一定的启发作用。同时，笔者用芍药甘草附子汤加减治疗癌痛也已取得了一定的疗效。

**案例** 陈某，男，68 岁。2016 年 7 月 2 日初诊。

患者诉 2 个月前因"上腹部隐痛不适"就诊当地医院，查 CA 199 > 12000U/mL，腹部 B 超示胰头占位，后腹膜淋巴结肿大。CT 引导下穿刺活检后确诊：导管腺癌。患者及家属拒绝手术和化疗，欲求中医药治疗。

刻下症见：消瘦乏力，语声低微，腹部胀痛，腰背部隐痛，夜间疼痛加重，甚时夜不成寐，时有恶心，进食不多，大便 2 ～ 3 日 / 次、质软，服用曲马多缓释片 100mg，12 小时 1 次。视其舌淡胖、边齿痕，苔薄白腻，脉沉迟。辨为寒湿凝滞证，治疗以温中化湿为法，以芍药甘草附子汤加味。

处方：赤芍 30g，甘草 15g，制附子 15g（先煎），党参

15g，茯苓 15g，白术 15g，炒苍术 9g，八月札 15g，莪术 15g。7 剂，水煎服。

二诊时，患者诉服药后感精神状态好转，尤其是腹部、背部疼痛明显减轻，自诉"浑身轻松"了，大便亦比之前爽快许多。视其舌苔仍白腻，说明寒湿之盛。予以前方加减继服。再合芳香化湿法，芍药甘草附子汤合达原饮加减。

处方：赤芍 30g，甘草 15g，制附子 15g（先煎），党参 15g，茯苓 15g，炒苍术 9g，八月札 15g，莪术 15g，藿香 10g，草果 6g，炒槟榔 24g，厚朴 12g。14 剂，水煎服。

三诊时，患者诉胃纳大增，体力亦增，人重了 1.5kg，见其喜上眉头，家属亦言近几日心情朗悦，每夜于运河边散步而不觉疲劳。后续凡有腹痛或背痛时，亦皆以本方加减治疗，时而合逍遥散，时而合归脾汤，时而合四逆汤等，共计 15 月余，直到去世。

### 3. 癌痛病机分虚实

历代文献对于癌痛的记载颇多。

《黄帝内经》有"大骨枯槁，大肉陷下，胸中气满，喘息不便，内痛引肩项"的描述，类似于晚期肺癌并发恶病质及癌痛的证候。又如《灵枢·厥论》云："真头痛，头痛甚，脑尽痛，手足寒至节，死不治。"颇似脑恶性肿瘤引起的癌性头痛，并且指出了脑肿瘤预后不良。另外，历代医籍中记载的诸多疼痛中也夹杂着癌性疼痛，只是归属在了头痛、腹痛、胃痛、胁痛、腰痛等范畴中。

从中医角度言，疼痛的病机无非两个："不通则痛"和"不荣则痛"。癌性疼痛亦不外乎此两者，一实一虚也。实者无外乎气滞、血瘀、痰凝、寒结、热蕴、毒聚等方面；虚者则主要是气血阴阳亏虚。当然二者可相互转化，相互夹杂，相互影响。

以实而言，如气滞致痛，是由于各种病因导致人体气机失调而致肿瘤产生，肿瘤本身又可阻滞脏腑经络而产生气滞；血瘀致痛，是由于各种病因导致机体血行失常而产生瘀血，瘀血阻滞经络脏腑则疼痛，同时肿瘤亦是一种异常的瘀血，瘀血日久可使机体失养而致羸瘦、肌肤甲错、脏腑功能失调等；痰凝致痛，是由于由津液代谢失常凝结而成，当然痰浊凝聚也是肿瘤产生的病理基础之一，朱丹溪在《丹溪心法》中认为"凡人身上中下有块者多是痰"。寒结、热蕴两者是反应机体整体寒热趋势的病机，往往和肿瘤本身以及机体体质的寒热偏颇有关。寒性收引，热性急迫，皆可致痛。毒聚致痛，此处专指癌毒，就更不必说了。

以上几个方面往往相互为因，相互促进，它们既是肿瘤的病机，亦是肿瘤致痛的病机，此两者并行而不悖。

当然，从虚而论，气血阴阳亏虚，则脏腑经络失养，均可产生疼痛。而在肿瘤患者身上，有时往往亦存在虚实夹杂的情况，不可不知也。

### 4. 虚寒型癌痛

肿瘤致痛有如此多病机，那么到底有没有以哪一条为主的情况呢?

其实我们从历代古籍中就不难看出，古代医家特别重视"寒"对疼痛的影响。在《素问·举痛论》中就列举了10多个疼痛的例子，其中大多数都是论述寒性疼痛的，如："寒气入经而稽迟，泣而不行，客于脉外则血少，客于脉中则气不通，故卒然而痛。"

仲景论述疼痛，亦以寒为主，而属热者偏少，如《金匮要略·胸痹心痛短气病脉证治》指出："心痛彻背，背痛彻心，乌头赤石脂丸主之。"《金匮要略·腹满寒疝宿食病脉证治》："心胸中大寒痛……上下痛不可触近，大建中汤主之。""腹中寒气，雷鸣切痛，胸胁逆满，呕吐，附子粳米汤主之。""寒疝腹中痛，逆冷，手足不仁，若身疼痛，灸刺、诸药不能治，抵当乌头桂枝汤主之。""绕脐痛，若发则白汗出，手足厥冷，其脉沉紧者，大乌头煎主之。"说明寒邪是导致疼痛的一个常见主因，而仲景亦常常采用温阳止痛的方法治疗。

当然，仲景在《伤寒论》中也论述了"因虚致痛"，如62条："发汗后，身疼痛，脉沉迟者，桂枝去芍药加人参生姜汤主之。"此方证就是因肌表津虚而致痛，并采用了温卫阳、补津液的治法。《医宗金鉴》引成无己言："表邪盛则身痛，血虚亦身痛。其脉浮紧者，邪盛也；脉沉迟者，血虚也。盛者损之则安，虚者益之则愈。"指出了阴血亏虚致痛的病机。叶天士

《临证指南医案》亦言："证之虚者，气馁不能充运，血衰不能滋荣，治当养气补血而兼寓通于补。"此处"荣"者，为滋养之意，揭示了"因虚致痛"的治疗法则就是"兼寓通于补"。

而芍药甘草附子汤证既有阴血亏虚的病机，又有寒的病机，正是虚寒型癌痛的适合方，而虚寒病机在癌痛患者身上占有一定的比例。

## 5. 原文点津

先来看芍药甘草附子汤原文，《伤寒论》第 68 条曰："发汗病不解，反恶寒者，虚故也，芍药甘草附子汤主之。"其中的"寒""虚"即点明了芍药甘草附子汤证以虚寒为主的病机。

芍药甘草附子汤证的形成本是外邪侵犯肌表，医以辛温发汗法解表后，反致汗出津泄，此处发汗应为大汗，而致伤及卫阳、耗伤阴津，因实致虚，故言"虚故也"。正如曹颖甫在《经方实验录》中谓此方"乃汗多伤阴，阴损及阳"。故方中用附子温阳散寒，芍药合甘草酸甘化阴。

方中含有一个芍药甘草汤，抑或说，本方是芍药甘草汤加附子而成。因此，笔者以方测证，此证的病机主要为芍药甘草汤证加阳虚或中寒，或者患者本就是阳虚之体而复感寒邪。

《伤寒论》第 29 条和第 30 条着重论述了芍药甘草汤："若厥愈足温者，更作芍药甘草汤，其脚即伸。""胫尚微拘急，重与芍药甘草汤，尔乃胫伸。"脚痛本需杖扶，痛止而杖离，因此，芍药甘草汤又被称为"去杖汤"。

仲景用芍药甘草汤主要治疗脚痛。但若细究之，我们不难发现仲景用芍药甘草汤亦治疗腹中痛，如小建中汤；治疗身疼痛，如桂枝新加汤；治疗腹满时痛，如桂枝加芍药汤；治疗肢节疼痛，如桂枝芍药知母汤等。

此外，《金匮要略·水气病脉证并治》篇有言："风水，脉浮身重，汗出恶风者，防己黄芪汤主之。腹痛加芍药。"说明芍药单药就有很好的止痛作用。我们阅读仲景的著作，像此类条文，单言某症加某药，绝对是最直接的用药经验，完全可以拿来就用，不用含糊。

插一句题外话，仲景方的加减虽变幻莫测却又有迹可循，如四逆散加附子，我们又可以看作是芍药甘草附子汤的加味方；桂枝加附子汤又可以看成是芍药甘草附子汤的加味方等。

汉方名医汤本求真亦谓芍药甘草附子汤可治疗"腰部神经痛，坐骨神经痛，关节强直症等"。因此，笔者用本方治疗癌痛可谓是有章可循，同时由于本方药味精简，可用本方作为底方进行加减出入而随证选用。

方有大小之制，芍药甘草附子汤显然为小方。若光论此方组成配伍，我们可以说是以芍药为君，甘草、附子为臣。如《素问·至真要大论》："君一臣二，制之小也。"无须在意无佐无使，而妙方自成。

癌痛患者常常见于肿瘤晚期，"虚""寒"病机不言而喻，往往已至元气大虚的阶段。临床上，虚寒型癌痛患者不少，常常见此类患者同时表现为神色衰少、形体消瘦、畏寒喜暖、肢体浮肿、舌淡嫩、脉重按无力等症。此时芍药甘草附子汤即成为可用之方，可效之法。

## 6. 药解芍药

芍药，《长沙药解》谓："入肝家而清风，走胆腑而泻热；善调心中烦悸，最消腹里痛满，散胸胁之痞热，伸腿足之挛急。"说明芍药具有养阴柔肝，缓急止痛之功。《神农本草经》载："主邪气腹痛，除血痹，破坚积，治寒热疝瘕，止痛，利小便，益气。"明言芍药有"止痛"的功效，同时又点明了芍药可"破坚积"，从而给芍药用于癌性疼痛提供了有力的依据。

芍药，在《神农本草经》中没有赤白之分，陶弘景的《本草经集注》也仅是以花色来区分赤白，云："芍药赤者小利，俗方以止痛，乃不减当归。"实际上，赤芍和白芍是同科植物的近亲，白芍主要为毛茛科植物芍药的干燥根，而赤芍主要为毛茛科植物毛果赤芍和卵叶芍药（草芍药）的干燥根。直至宋代《太平圣惠方》才明确了赤、白芍在功效、主治的区别，正式将白芍、赤芍作为两味单独的药物使用。

李东垣《用药法象》："赤芍药破瘀血而疗腹痛，烦热亦解。"苏廷琬《药义明辨》："白芍药味酸，气微寒，主收脾之阴气，泄肝之阳邪。方书云，能补血，是究其功之所及，非指其体之所存也。"可见，赤芍以止痛为专长，白芍以养阴为特色。

缪希雍《本草经疏》的论述尤为精要："木芍药色赤，赤者主破散，主通利，专入肝家血分，故主邪气腹痛。其主除血痹、破坚积者，血瘀则发寒热，行血则寒热自止，血痹疝瘕皆血凝滞而成，肢凝滞之血则痹和而疝瘕自消。凉肝故通顺血脉，肝主血，入肝行血，故散恶血，逐贼血。"

黄宫绣《本草求真》则谓："赤芍与白芍主治略同，但白则有敛阴益营之力，赤则止有散邪行血之意；白则能于土中泻木，赤则能于血中活滞。"此即俗谓"白补赤泻"也。

那仲景原方中之芍药为何者？笔者不得而知。

笔者认为，临证使用之时可以根据病证需要，或用白芍，或用赤芍，不必拘泥。一般而言，养阴敛阴以白芍为佳，活血定痛以赤芍为优。而作为肿瘤疼痛来讲，可以赤芍为主，若合并阴血亏虚，则可以用白芍或赤白芍同用。

**案例** 王某，女，75 岁。2016 年 11 月 12 日初诊。

患者为胃癌术后 10 月余来诊。2016 年 1 月行"胃癌根治术"，术后病理示中 – 低分化腺癌，淋巴结（＋）。患者术后予以单药替吉奥口服辅助化疗药 4 个周期，因血小板低下而未再继续化疗。后经检查确认为胃恶性肿瘤术后伴肺、骨转移。

刻下见：患者精神一般，神疲乏力，面色萎黄，后背部疼痛，咳嗽少痰、色白质黏，时时恶寒，口干不欲饮，食欲尚可，能进食流质，进干食则有梗阻感，食后腹胀满而撑痛，寐安，小便调，大便偏干、两三天一行。舌质暗红有瘀斑，苔薄腻少津，脉弦细而弱。治宜益阴扶阳，化瘀散结之法。拟芍药甘草附子汤合四君子汤加减。

处方：白芍 45g，赤芍 15g，甘草 15g，制附子 12g，生晒参 9g，茯苓 12g，白术 12g，白英 30g，八月札 15g，蛇舌草 15g。14 剂，水煎服。

11 月 26 日二诊：患者背部疼痛减，怕冷亦有改善，食后腹胀、梗阻感较前好转，大便亦较前畅快，患者喜出望外，言此方正合其病。于是在原方基础上加服散剂一料。

汤药：原方减白芍为 30g，甘草 10g；加莪术 12g，石见穿 30g。14 剂，水煎服。

散剂：全蝎 48g，蜈蚣 6 条，青皮 48g。1 剂，研粉吞服，每服 6g，随汤药日服 2 次。

三诊时，患者诉疼痛基本已不明显，效不更方，继续中药治疗两月余，后患者因个人原因长时间未复诊。直至一年后，患者来诊时病情已快速进展，问其因，则徒为哀伤矣。

《伤寒论》中应用芍药的方剂有 30 首，《金匮要略》中有 34 首。《伤寒论》第 96 条小柴胡汤加减中"若腹中痛者，去黄芩，加芍药三两"；第 141 条三物小白散的加减中"假令汗出已，腹中痛，与芍药三两如上法"；第 317 条通脉四逆汤加减中"腹中痛者，去葱，加芍药二两"；《金匮要略·妇人妊娠病脉证并治》白术散加减中"但苦痛，加芍药"。这就是仲景应用芍药止痛的明证。同时，我们也应认识到仲景方中用芍药，总体上是以缓急止痛为主，并时常配合甘草等药，而且不同的配伍有不同的趋向性。这对不同部位、不同性质癌痛的用方参考可以提供借鉴。

如桂枝加芍药汤证：腹满时痛；芍药甘草汤证：脚挛急；

小建中汤证：腹中急痛；桂枝加大黄汤证：大实痛；桂枝加芍药生姜人参新加汤证：身疼痛；芎归胶艾汤证：腹中痛；大柴胡汤证：心下满痛，附子汤证：身体痛；真武汤证：腹痛；桂枝汤证：头痛和身疼痛；乌头汤证：历节不可屈伸疼痛；黄芪桂枝五物汤证：身体不仁；柴胡桂枝汤证：肢节烦疼等。

因此，癌性疼痛用芍药为主的处方，可谓有理有据。现代研究认为，芍药尤其是对一些痉挛性疼痛，疗效尤佳。

笔者一般常用剂量是 15～60g，若两味芍药合用时，一般合用量不超过90g。同时，芍药有"小大黄"之称，有轻泻作用，癌痛患者大多口服止痛西药如曲马多或吗啡类制剂，此类药物往往有导致便秘的副作用，而芍药正好可以消除此副作用，可谓是一举两得。如果患者脾胃偏弱，可用炒白芍或炒赤芍，或加干姜、炮姜等以佐治，甘草一般取芍药的半量或三分之一量。

## 7. 药解附子、甘草

芍药甘草附子汤中的附子，亦是止痛良药。

《伤寒论》第318条："少阴病，四逆，其人或咳，或悸，或小便不利，或腹中痛，或泄利下重者，四逆散主之。"其方后注中特别提到"腹中痛者，加附子"。因此，四逆散加用附子就可以治疗相应证型的癌性腹痛，比如胃肠道肿瘤、妇科肿瘤等。

附子，在《神农本草经》中列为下品，谓："主风寒咳逆邪气，温中，金创，破癥坚积聚，血瘕，寒温，痿躄拘挛，脚痛，不能行步。"其中治"脚痛"点明了附子的止痛作用，道出附子是一味温阳药中的止痛剂。同时，附子可以"破癥坚积聚，血瘕"，故用以治疗肿瘤则非常合适。

我们还可以从仲景原文中看出，附子类方一个重要的适应证就是寒性疼痛。诸如桂枝附子汤、甘草附子汤、附子汤、理中丸、薏苡附子散等。

笔者认为，从癌痛病机来论，疼痛不外虚实两端，实则泻之，虚则补之。泻法，化痰、化瘀、理气、清热、温散足矣；补法，气血阴阳可括之矣。而附子，可谓是阳中之阳，既可温散驱寒以止痛，又可补阳助火以止痛，为补泻两法皆备之药。因此，《名医别录》谓附子为"百药之长"。而后世温补学派方中多附子之剂，近世扶阳派更列附子为"扶阳第一要药"。

甘草，是临床上使用最为广泛的一味药，历来称为"国老"。实际上，甘草亦是一味止痛良药。甄权《药性论》谓甘草："主腹中冷痛……妇人血沥腰痛。"《本草纲目》称甘草可"降火止痛"，仲景甘草汤即用单味甘草治疗"咽痛"，可见甘草确实可以止痛。同时，甘草又有补虚之功。《神农本草经》载甘草"坚筋骨，长肌肉，倍力"，《药性论》则云甘草"补益五脏"。因此，对于癌性疼痛来讲，甘草在本方中亦有功。

附子，笔者一般用制附子，常用剂量为 9～45g，超过 30g，最好先煎 2 小时。甘草，一般常用剂量为 6～30g，偏实偏热者用生甘草，偏虚偏寒者用炙甘草；甘草量大时，不宜久服，以免导致水肿。

## 8.寒热虚实为纲

临床上，芍药甘草附子汤作为癌性疼痛的典型用方，不可能涵盖千变万化的临床病证，因此有必要在本方基础上做出适当的化裁。笔者认为，癌性疼痛的病机虽然复杂，但若以寒热虚实为纲则可以执简驭繁。庄子引《记》曰："通于一而万事毕，无心得而鬼神服。"笔者对癌痛做了一个大致的框架式归类，皆以芍药甘草汤为基底，而且发现仲景原文中皆有相应的方剂，这样就基本从概念上囊括了癌性疼痛的大纲。

①寒性疼痛：芍药甘草附子汤。药物：芍药、甘草、附子。

②热性疼痛：黄芩汤。药物：芍药、甘草、黄芩、大枣。

③虚性疼痛：黄芪建中汤。药物：芍药、甘草、黄芪、桂枝、生姜、大枣、饴糖。

④实性疼痛：四逆散。药物：芍药、甘草、柴胡、枳实。

实际上，以上诸方皆可以加附子。从附子单药来论，特别是炮制以后，其热性大减，实乃性温。《神农本草经》亦是未说附子性热，谓"味辛温"。因此，芍药甘草附子汤其实整方虽然性温，但温而不燥，再加上芍药、甘草的凉润，总体较为缓和。临床还可以根据具体病证，配伍黄芩等寒凉药以减其温燥之性。

以上四个大纲只是从理论上来论述，实际临床上，癌痛患者的病情是非常复杂的，往往是虚实夹杂、寒热错杂，需细细辨识，随证施治。

**案例** 张某，男，78 岁。2019 年 1 月 13 日初诊。

患者为前列腺癌术后十余年，不规则内分泌治疗。近半年来出现腰背、胯部酸痛，其痛绵绵不止，服用西乐葆止痛，并时常按揉以缓其痛。面色憔悴无华，两颧高突，体形消瘦，纳食少，口淡无味，偶有恶心，大便二三日一行，舌质红而苔白浊，脉沉弱。考虑为脾肾阳虚为本，夹有湿热之标，拟桂枝芍药知母汤加减。

处方：桂枝 15g，赤芍 15g，知母 15g，生姜 12g，炙甘草9g，制附子 15g（先煎），炒苍术 9g，麻黄 6g，防风 9g，莪术12g，忍冬藤 45g，牛膝 15g。7 剂，水煎服。

患者服完 7 剂药后，诉疼痛略减，恶心未作，胃纳有所增进，苔仍白浊。予以原法小其制，再合用当归贝母苦参丸加减续进。

处方：桂枝 12g，赤芍 12g，知母 12g，生姜 15g，炙甘草6g，制附子 12g（先煎），白术 12g，麻黄 6g，防风 9g，莪术12g，炒当归 9g，浙贝母 9g，苦参 9g。14 剂，水煎服。

患者服完药，觉疼痛明显减轻，身体舒畅，大便一二日一行，予以守方续进。

## 9.阳虚疼痛乌头汤

作为附子同类药物的乌头，包括川乌、草乌、天雄等，也都有很好的止痛作用。

乌头与附子为同一植物的不同部位，其功用略有不同。乌头长于起沉寒痼冷，并可使在经的风寒得以疏散；附子长于治在脏的寒湿，能使之得以温化。《本草纲目》云："附子性重滞，温经逐寒；乌头性轻疏，温经去风。"因此，笔者认为若是疼痛在四肢为主或寒的程度较重的疼痛，则选用乌头，因为乌头较之于附子更加辛温雄烈，逐寒止痛之力更强。而附子往往用于内脏疼痛或寒的程度较轻的疼痛。因此，患者若为阳虚重症，可以选用乌头汤之类的方剂。

乌头汤由芍药、甘草、川乌、麻黄、黄芪、蜂蜜组成。从药物组成看，可以说是芍药甘草附子汤的衍生方，即芍药甘草附子汤中附子改为乌头，加麻黄、黄芪和蜂蜜。若从病机来分析，则乌头汤证阳虚更重，同时合并气虚，可以说是一个阳气极度亏虚的疼痛之证。乌头汤原文谓："病历节，不可屈伸，疼痛，乌头汤主之。"可见，仲景本意也是用乌头汤来治疗阳虚疼痛的。方中麻黄，也可以看作是一味温散止痛药，而蜂蜜亦有很好的缓急止痛作用。

乌头为兴阳驱寒之良药，但有大毒，故临证中切不可孟浪用之。凡用乌头，需先煎，文火久煎 2 小时以上，最好合用蜂蜜，阴虚者慎用之。临床上使用的乌头一般是制川乌或制草乌，用量一般从 3 ～ 6g 开始，根据情况逐渐加量，一般 12g 之内是安全的。

**案例** 王某，男，69 岁。患者于 2016 年 3 月确诊为肾恶性肿瘤（透明细胞癌，部分肉瘤样），并行根治术，随后予以辅助化疗 6 周期。半年后复查时发现复发，遂予以索坦靶向治疗。现因腹部疼痛 2 月余，口服曲马多缓释片止痛效果欠佳来诊。

2017 年 2 月 16 日诊见：左少腹绞痛，每日阵作，夜间为甚，畏寒，四肢厥冷，神色萎靡，乏力倦怠，纳差，大便三四日一行而质软，无汗，无口渴，夜尿频数，舌淡苔白，脉沉无力。曾服肾气丸、桂枝茯苓丸罔效。余思之，患者冷痛为主，日轻暮重，显然阳虚无疑，金匮肾气丸虽为扶阳之方，然温散之力不足，需强劲散寒之方。嘱曲马多片继续服用，另拟乌头汤合甘草干姜茯苓白术汤加减。

处方：川乌 6g（先煎），赤芍 30g，炙甘草 15g，炙麻黄 9g，炙黄芪 30g，干姜 9g，白术 15g，猫人参 30g，土茯苓 15g，龙葵 9g，党参 15g，守宫 2 条。7 剂，每天 1 剂，水煎服。

二诊时，患者诉腹痛明显减轻，大便亦较前松快，基本每日 1 次，胃纳增加，患者说："我只要排得出，吃食肯定好起来！"守方继服 3 个月，患者病情平稳。

## 10. 临证活用

临床上，也有一类癌性疼痛偏于虚证，其痛势较剧，持续时间长，痛而喜按，一派气血不足的表现，此时可以加用八珍汤、当归补血汤、大建中汤等。

如大建中汤，见于《金匮要略·腹满寒疝宿食病脉证治》：

"心胸中大寒痛，呕不能饮食，腹中寒，上冲皮起，出见有头足，上下痛而不可触近，大建中汤主之。"病属阳虚寒盛之证，故以补虚散寒的大建中汤治之。张璐《千金方衍义》曰："虚寒积聚之治，此方最力，故《千金》效《金匮》用之，其方中人参辅椒、姜温散之法……引领椒、姜、人参为泄满之通使。"

笔者认为，临床上癌性疼痛总体以寒痛为主，正如《素问·痹论》所云："痛者，寒气多也，有寒故痛也。"《诸病源候论》曰："积者阴气，五脏所生，其痛不离其部，故上下有所穷已。"因此，以芍药甘草附子汤为代表的方剂是可取的，而且由于其药味简约，方便临床随证合方化裁使用。

临床上，如果癌性疼痛较轻，笔者亦会选用一些外治法，如酊剂涂擦痛处。我们有一个协定方叫冰片酊，即将冰片 10g 融入无水酒精 100mL 中，密封备用。使用时，用棉棒将其涂擦疼痛处，有暂时止痛的效果且起效迅速；结合内服中药，能起到很好的配合作用，可供参考。

# 十三、麦门冬汤
## ——养阴化痰法的肇始

### 1. 养阴和化湿矛盾吗

初学中医时，经常会思考一个问题。养阴和化湿到底是不是矛盾的？养阴是否会增加湿浊？化湿是否会加重阴虚？

常理而言，养阴之品大多滋腻碍胃，易致湿浊内生。同样，化湿药物大多刚燥伤胃，易致阴津耗损。

当读到仲景麦门冬汤条文时，疑虑顿释。这不得不说，仲景用实战经验告诉了我们一条很重要的组方经验，养阴和化湿是可以并用的，就如寒药和热药可以并用一样。

因为少阳病、厥阴病存在寒热错杂证，所以笔者认为肯定也就存在燥湿错杂证。寒热错杂证时，其寒和热是不会因为寒热性质的相反而相互抵消的，因为寒是脾寒，热是胃热，其寒热不在一脏一腑，且寒为脾脏阳虚，热是胃中邪热，阳虚为本，邪热为标。因此，燥湿错杂证也不会因为燥湿相杂而相互抵消。

### 2. 肺痿是何病

麦门冬汤见于《金匮要略·肺痿肺痈咳嗽上气病脉证并治》："火逆上气，咽喉不利，止逆下气者，麦门冬汤主之。"此方是用于治疗肺痿病的。

何为肺痿？看仲景原文："问曰：热在上焦者，因咳为肺痿，肺痿之病，从何得之？师曰：或从汗出，或从呕吐，或从消渴，小便利数，或从便难，又被快药下利，重亡津液，故得之。曰：寸口脉数，其人咳，口中反有浊唾涎沫者何？师曰：为肺痿之病。"

痿，借"萎"字意，犹草木之枯萎而不荣。顾名思义，肺痿即肺叶痿弱不用之谓。上文详述了肺痿的成因，主要因为误汗、误吐、误下等误治之后而"重亡津液"，是为津液受损之病。

有版本将"火逆"作"大逆"。考仲景原文，"逆"字前有定语和状语之分，而逆作名词时，前置的定语必为名词或动词性名词，如"水逆""厥逆""呕逆""吐逆""咳逆""气逆"等，基本无形容词作定语的习惯。况仲景原文中就有"火逆"的说法，故笔者认为"火逆"更通。

同篇另一条论述了肺痿的另一种情况，即虚寒证："肺痿吐涎沫而不咳者，其人不渴，必遗尿，小便数，所以然者，以上虚不能制下故也。此为肺中冷，必眩，多涎唾，甘草干姜汤以温之。若服汤已渴者，属消渴。"

魏荔彤曰："肺叶如草木之花叶，有热之痿，如日炙之则枯；有冷之痿，如霜杀之则干矣。"此言非常形象。

肺痿之病，虽有虚热与虚寒之别，但以虚热者为多见，麦门冬汤证就是虚热肺痿。由于热在上焦，肺受熏灼，气逆而咳，咳久则肺气痿弱不振，因而形成痰浊。津液伤则阴虚，阴虚则生内热，内热熏肺，肺叶枯萎，理应干咳无痰，而反咳吐浊唾涎沫，此乃肺气痿弱，通调失职，不能敷布脾气升散之津液，又为邪熏灼，以致成为浊唾涎沫，随肺气上逆而吐出之症状。可见，此浊唾涎沫是来自脾。此为肺痿之特征。

因此，笔者认为肺痿其燥在肺，其湿在脾。脾生痰湿，肺阴枯燥，燥湿夹杂，而成麦门冬汤证。

从仲景原文来看，肺痿的突出症状为咳吐浊唾涎沫。那么临床上是否见有咳吐浊唾涎沫之证即可诊为肺痿呢？显然不能，因为除肺痿有此症以外，仲景书中还有多处类似方证，比如五苓散证亦有吐涎沫，吴茱萸汤证亦有吐涎沫，半夏干姜散证亦有吐涎沫，小青龙汤亦有吐涎沫等。因此，以吐涎沫为主症者非止一端，显然不能一概以肺痿而论。

肺痿的另一个突出症状是"短气"，见于《金匮要略·脏腑经络先后病脉证》："师曰：息摇肩者，心中坚；息引胸中上气者，咳；息张口短气者，肺痿唾沫。"此处"息"指呼吸，呼吸伴有气促者，即是肺痿。此句中肺痿后紧跟的词是"唾沫"，说明咳吐"唾沫"绝对是肺痿的典型症状。肺为娇脏而通调水道，热邪灼肺，肺叶痿弱，则"雾露之溉"不行，故而不能输布脾气上承的精气，反留滞为浊唾涎沫，而浊唾涎沫势必咳吐为快。

正如《临证指南医案·肺痿篇》云："肺热干痿，则清肃之令不行，水精四布失度，脾气虽散津液，上归于肺，而肺不但不能自滋其干，亦不能内洒陈于六腑，外输精于皮毛。其津液留贮胸中，得热煎熬变为涎沫，侵肺作咳，唾之不已。故干者自干，唾者自唾，愈唾愈干，痿病成矣。"

那么肺痿到底是一种什么疾病？相当于现代医学中的哪类疾病？

临床上，有咳嗽咳痰且痰液为浊唾涎沫，伴胸闷短气者，并且病程比较长，基本上见于慢性肺部疾病，诸如慢性阻塞性肺疾病、肺纤维化以及肺癌晚期或转移性肺癌等。而慢性阻塞性肺疾病因有季节性发作或加重的特点，故亦可排除。

### 3. 肺癌与肺痿

肺癌的特异性症状为刺激性干咳，从临床实际来看，肺癌咳嗽的症状和肺部感染咳嗽的症状还是有一定区别的。肺癌的咳嗽一般痰较少，而肺部感染时往往痰较多。肺癌以干咳少痰，痰中带血，甚则咯血、呼吸困难等为主要临床表现，表现出一派肺阴亏虚的征象。十分符合阴虚夹痰证的表现。

我们再分析一下仲景对肺痿病因病机的认识，就显得非常直观了。"重亡津液"作为津液受损之病，为何会出现"口中反有浊唾涎沫者"，而仲景用"反"字来突出了本应该是少痰或无痰才合乎常理。说明肺痿不是一般的疾病，一定是异乎寻常的疑难之疾，而肺部肿瘤因其顽固性、复杂性而成为可能。化放疗、靶向治疗之后对体质的影响，也促使了阴虚证型的形成，比如放疗作为一种燥热之邪，无疑对肺阴的耗损是有直接影响的，这些西医学的治疗手段所带来的副反应就像是"被快药下利，重亡津液"一样，对机体有着耗伤阴液的作用。同时，晚期肺癌导致肺部结构严重破坏，大多有阻塞性炎症、胸膜腔积液等，致使肺部有效容量减少、肺功能下降，似乎就像是一个"肺痿"之病。

故笔者认为，肺癌可归属于肺痿论治。但若直言肺痿即是肺癌，似太武断。

### 4. 麦门冬汤与肺癌

咳喘之病多因痰饮，由于阳气亏虚，津液停聚，痰湿内生，阻滞气机，气逆而成。《金匮要略》治痰饮咳喘提出"病痰饮者，当以温药和之"的总原则，用温肺散寒、化饮降气之方，如小青龙汤、射干麻黄汤、苓甘五味姜辛汤等，无不应手取效。

然临床因阴虚而致痰饮咳喘者亦不少见，若临证不识而以温散法治之，多难取效甚至加重病情。仲景虽未提出阴虚咳喘的病名，然以方测证，知麦门冬汤即是治疗阴虚咳喘之方，可以说麦门冬汤是养阴化痰法的肇始之方。

而肺癌，阴虚者不在少数。肺为娇脏，喜润恶燥，肺癌晚期，往往因多种西医治疗失败之后，气阴两伤，痰毒留存，阻塞息道，而见咳、喘、痰、血等，此即为阴虚夹痰，麦门冬汤正好合适。

麦门冬汤以麦冬之甘寒润肺，清退虚热为君；半夏之降逆下气，化痰祛涎为臣；辅以人参、甘草、粳米、大枣益气生津。方中加入参、枣、草、米，即是益气生津之法，津液充足自能上归于肺，于是肺得其养，可谓"培土生金"也。半夏得麦门冬之滋，则燥而不伤阴；甘草一味，尚有利咽止痛之功，同时能调和诸药。诸药合用，共奏滋养肺阴、益气化痰之功，使肺阴得复，痰湿得化，则虚火平，逆气降，痰涎清，咽喉利，咳喘自愈。

故尤在泾《金匮要略心典》曰："火热夹饮致逆，为上气，为咽喉不利，与表寒夹饮上逆者悬殊矣。故以麦冬之寒治火逆，半夏之辛治饮气，人参、甘草之甘以补益中气。盖从外来者，其气多实，故以攻发为急；从内生者，其气多虚，则以补养为主也。"

在肺癌的各个阶段，当出现干咳少痰、痰中带血、口干乏力、舌红苔干为突出表现时，有很多医家都将其归为阴虚型或气阴两虚型，并提出用沙参麦冬汤作为主方。但笔者认为，还是麦门冬汤的组方更可取。原因是两者虽皆有滋养肺胃之功，然沙参麦冬汤的化痰之力不及麦门冬汤，麦门冬汤为滋阴之中又有化痰之功。

经常会碰到一些晚期肺癌患者，舌红苔少或剥，但痰多而白或黏，笔者认为此类患者正好和麦门冬汤证相符合，而无论其是否有浊唾涎沫。

同时。还有一类结直肠癌肺转移患者。一般来讲直肠癌发生转移之后，其生存期尚较长，经常会出现肺内长满转移瘤的情况，在 CT 影像下颇似一棵长满苹果的树。此类患者，常常见到咳嗽少痰，气促，而口中多涎唾的症状。笔者认为，此类患者即为典型的麦门冬汤证。

### 5. 药解

麦冬，作为滋补类药物，以养阴润燥为主。《神农本草经》载："主心腹结气，伤中伤饱，胃络脉绝，羸瘦短气。""胃络脉绝，羸瘦短气"应该属虚劳类病证，说明麦冬是可以用的。而肿瘤作为虚劳类疾病的代表，显然用麦冬也是合拍的。《名医别录》曰麦冬："疗身重目黄，心下支满，虚劳客热，口干燥渴，止呕吐，愈痿蹶，强阴益精，消谷调中，保神，定肺气，安五脏，令人肥健。"其中"定肺气"一语，颇合肺痿之证。麦冬作为滋阴"定肺气"之药，被大多数医家用于阴虚型肺癌，可以说是该证型使用频率最高的药物之一。

半夏，有化痰散结的作用。《神农本草经》谓半夏可主"心下坚"，而甄权《药性论》亦谓"能除瘤瘿"。可见半夏确有化痰软坚之功，用治肺癌非常合适，况且肺癌的病机当中，"痰"是最为共性的病机之一。仲景用半夏者，皆为生半夏，其消痰核、化结瘤之功更甚，而现今药房所备者，皆为制半夏，其化痰之力必然减弱，为增强其药力，笔者认为有时可合用制南星、魔芋（蛇六谷）等品，它们皆为南星科植物，都有化痰散结之功效，相须为用，可增强化痰之功，供参考。

人参，作为大补元气之品，肿瘤晚期阶段使用是合理的。

《神农本草经》载人参："主补五脏，安精神，止惊悸，除邪气。"既"补五脏"，又"除邪气"，可扶正达邪，扶正而不留邪。《名医别录》提到人参尚有"止消渴，通血脉，破坚积"的作用，说明人参也可以软坚破积，用其治肿瘤颇为可取。现代研究亦显示，人参的主要成分人参皂苷有很好的抗肿瘤作用。

甘草、大枣、粳米三味，主要为补中气而设。气旺可以生津，津足可以润肺，所谓培土生金，益气而津生，方能化源无穷。

甘草不仅能调和药物，尚有祛邪之功，《神农本草经》谓"主五脏六腑寒热邪气"。大枣亦是同理，《神农本草经》谓大枣："主心腹邪气，安中养脾。"《名医别录》谓粳米"益气，止烦，止泄"。可见此三味药，虽以养正药居，然都兼有祛邪之能，符合肿瘤养正除积的治疗理念。

## 6. 主治阴虚痰毒型肺癌

笔者在临床上常用麦门冬汤加减治疗阴虚痰毒型肺癌，包括原发性肺癌和转移性肺癌，其临床表现为：形体偏消瘦，往往有咳嗽少痰，或咳吐浊唾涎沫，或有痰中血丝或咯血，神疲乏力，少气懒言，胸闷短气，甚至倚息不能平卧，口干喜饮，纳差便干，小便通畅，舌淡或嫩红，舌苔一般偏干或剥或裂纹，脉细或细数。

临证之时，经常合用沙参麦冬汤、泻白散及陈修园《医学从众录》中的海浮石滑石散化裁。常用处方为麦冬 30～60g，半夏 9～12g，人参 6g 或党参 15g，甘草 6g，山药 30g，大枣 12g，北沙参 12g，海浮石 15g，苦杏仁 9g，山海螺 30g，桑白皮 12g，白英 30g。

方中海浮石，亦称浮海石，具有化痰软坚之功，朱丹溪谓其"治老痰积块，咸能软坚也"。山海螺一味亦妙，《纲目拾遗》谓山海螺"治肿毒瘰疬"，广州部队《常用中草药手册》也有"祛痰润肺，排脓解毒"的记载，可见山海螺治疗阴虚痰毒型肺癌非常合拍。

常用加减法：若口干明显者，加石斛、天花粉、芦根等；若咳嗽较剧者，加炙麻黄、五味子、白芍等；大便干结者加大黄、生地等；痰中带血者，加仙鹤草，茅根等；积瘤较甚或喘咳剧烈者，加全虫、蜈蚣、蜂房等。

**案例** 卢某，男，75 岁，杭州退休教师。2013 年 6 月 8 日初诊。

患者于 2012 年 11 月 1 日因"反复咳嗽咳痰 3 月余"就诊某医院，查胸部 CT 示左肺门占位，大小约 3.1cm×3.2cm，纵隔多发淋巴结肿大考虑，左侧少许胸腔积液。行纤支镜检查并取活检病理示鳞癌。患者使用吉西他滨单药治疗 2 个周期，因血小板低下而拒绝化疗。故寻求中医诊治。

症见：形体略消瘦，咳嗽少痰，偶有血丝，神疲乏力，口干喜饮，睡眠多梦，纳差便干，小便通畅，舌淡苔干，脉细。

辨证：肺积病，气阴两虚，痰毒内结。治则：化痰解毒，益气养阴。方以麦门冬汤加减。

处方：麦冬 30g，法半夏 12g，海浮石 15g，党参 15g，甘草 6g，山药 30g，北沙参 12g，苦杏仁 9g，山海螺 30g，桑白皮 12g，白英 30g，蜂房 6g。14 剂，水煎服。

二诊时，患者诉咳嗽仍多，但咳痰略畅，口干有所缓解。继以上方随症加减。

处方：麦冬 30g，法半夏 12g，海浮石 15g，党参 15g，甘草 6g，山药 30g，北沙参 12g，苦杏仁 9g，山海螺 30g，桑白皮 12g，白英 30g，半枝莲 30g。14 剂，水煎服。

同时兼服散剂：水蛭 3g，虻虫 3g，蜂房 6g，牡蛎 12g。7 剂，打粉分服 14 日。

治疗 5 个月后，患者病情基本平稳。最终患者于 2018 年冬出现脑转移而殁。

当然，在临床上中晚期肺癌见咳嗽痰多的也较常见，可能跟阻塞性炎症的存在不无关系，另外肿瘤灶的周围势必也存在着慢性炎症，此时可能与前面论述的泽漆汤证更合拍。或者气阴两虚皆甚，同时痰湿亦甚时，可能需要合方之法，笔者常以麦门冬汤与泽漆汤合用。

**案例** 宣某，男，72 岁，2014 年 6 月 18 日初诊。

患者于 2012 年 11 月 2 日因"反复咳嗽咳痰 1 月余"就诊某医院，查胸部 CT 示左下肺占位，大小约 4.1cm×3.3cm，左侧大量胸腔积液；肺穿刺活检病理示腺癌；左侧胸腔积液找到脱落细胞；EGFR 突变型。诊断：左肺腺癌胸膜转移。予以埃克替尼口服靶向治疗14个月余后耐药，出现肿瘤灶扩大并见肺内转移，同时患者拒绝化疗而寻求在继续服用靶向药物的基础上联合中医诊治。

症见：咳嗽痰多，夜间时有喘促，神疲乏力，口干，心悸多梦，二便尚调，夜尿三四行，舌略红苔干，脉细。

辨证：肺积病，气阴两虚，痰毒内结。治则：化痰解毒，益气养阴。方以麦门冬汤合泽漆汤加减。

处方：泽漆60g，石见穿30g，太子参30g，制半夏12g，白前10g，海浮石15g，黄芩9g，麦冬30g，莪术15g，山海螺30g，半枝莲30g，炙甘草6g。14剂，水煎服，早晚分服。

二诊，患者精神有时好转，仍有夜间喘促，口干乏力减轻，继续予以上方加减治疗。一年后，患者测T790M显示突变，予以改泰瑞莎治疗。同时，继续予以上方出入巩固。

## 7. 临证活用本方

笔者临床上还用本方治疗食管癌、胃癌、肠癌、某些肿瘤放疗后等属肺阴亏虚而夹痰之证。此类患者主要表现为形体消瘦，咳嗽气喘，咽喉不利，咯痰不爽，或咳唾涎沫，口干咽燥，纳差，或呃逆，手足心热，舌红少苔或剥苔，脉虚数。

如用本方治疗鼻咽癌放疗后的患者，表现为口干咽燥、咽痛不利并有脓性分泌物附着、失眠心烦、纳差、舌苔基本为色红而干。葛洪《肘后备急方》曰："麦门冬汤，治肺痿咳唾涎沫不止，咽喉燥而渴。"特别提到了咽喉燥渴，这可能亦是麦门冬汤证的一条重要指征，可资临床参考。

而《桂林古本伤寒论》中麦门冬汤的条文为："咳而上气，咽喉不利，脉数者，麦门冬汤主之。"其方证中也有"咽喉不利"。

**案例** 殷某，女，64岁。2015年5月15日初诊。

患者为鼻咽癌放疗后2月余。刻下：口干鼻干，有脓性分泌物，咽痛不利，张口稍受限，乏力，面色暗黄，纳少，大便偏干，舌红苔薄而干，脉细数。

辨证为燥邪伤津，脾虚亏虚。治以益气生津，化痰和胃。方选麦门冬汤合排脓散加减。

处方：麦冬45g，法半夏9g，太子参15g，甘草12g，山药30g，大枣15g，赤芍12g，桔梗12g，升麻30g，辛夷15g，蒲公英15g。7剂，水煎服。

药后，诸症减轻。继以麦门冬汤合补中益气汤加减巩固。

笔者还用本方治疗放射性肺炎。放射线是一种燥热之邪，燥热灼肺，容易引起阴虚夹痰证。小细胞肺癌、鳞状细胞癌、食管癌、乳腺癌等放疗后都容易引起放射性肺炎，部分证型可以参考麦门冬汤辨治。

**案例** 段某，男，71岁，大学教师退休。2018年6月4日初诊。

患者1年余前因"进食后呕吐1周"就诊于当地医院，查胃镜提示食管癌。2017年3月14日胸部CT提示"食管癌伴纵隔淋巴结转移考虑，右肺胸膜下多发结节，增殖结节可能，转移待排。"2017 年 3 月 14 日病理（病理号 2017031465）:（食管中段）黏膜鳞状上皮重度异型增生性癌变。全身骨 ECT 未见异常。2017 年 3 月 21 日拟行手术治疗，因患者合并快室率房颤而放弃。2017 年 4 月 28 日起予以行食管瘤区及纵隔转移淋巴结放疗，放疗过程顺利。后定期复查病情稳定。患者近 3 个月来出现阵发性咳嗽，2018 年 6 月 1 日胸部 CT:"结合病史，食管癌。两肺慢性炎性，两肺上叶部分放射性肺炎考虑；右上胸膜增厚；心包少许积液。"遂来就诊。

刻下：患者形体略瘦，面色无华，阵发咳嗽，痰少而黏，进食尚畅，胃纳欠佳，偶有嘈杂灼热感，口干喜饮，大便干，舌淡红苔少，脉细。考虑为阴虚夹痰证，拟麦门冬汤加减。

处方：麦冬 30g，竹沥半夏 9g，太子参 15g，山药 30g，北五味子 9g，白芍 30g，炙紫菀 10g，炙款冬花 10g，炙百部 10g，甘草 9g，大枣 15g，炒山楂 15g。14 剂，水煎服。

患者药后，咳嗽咳痰明显减轻，继续予以麦门冬汤合参苓白术散加减善后。

## 8. 通津涤饮之妙

麦门冬汤仲景原方的剂量亦值得玩味："麦门冬七升，半夏一升，人参三两，甘草二两，粳米三合，大枣十二枚。上六味，以水一斗二升，煮取六升，温服一升，日三夜一服。"

方中麦冬七升，半夏一升，麦冬与半夏剂量之比为 7 : 1，悬殊颇大，显然有去性存用之意。做一个形象的比喻，阴虚夹痰之证犹如将涸之沟渠，沟渠中夹有少许污水，然少许清泉的注入并不能改变其局面，只有待大量奔流之水滔滔而来之时，污秽才能涤除。

因此，笔者使用本方时，麦冬的量往往也较大，一般以30g起步，有时亦可合用天冬、沙参等物。正如《本草新编》中说："世人未知麦冬之妙用，往往少用之而不能成功为可惜也。不知麦冬必须多用，力量始大。"

张璐《张氏医通》中言："麦冬数倍为君，兼参、草、粳米以滋肺母，使水谷精微皆得上注于肺，自然沃泽无虞。当知火逆上气，皆是胃中痰气不清，上溢肺隧，占据津液流行之道而然。是以倍用半夏，更加大枣，通津涤饮为先，奥义全在于此。若浊饮不除，津液不致，虽口用润肺生津之剂，焉能建止逆下气之绩哉？俗以半夏性燥不用，殊失仲景立方之旨。"其中"通津涤饮"一词言简义赅，取象甚妙，既说明了麦冬、半夏配伍的作用，也道出了阴虚夹痰证的治法，可谓一语道破玄机。

晚期肿瘤患者，阴虚证者比比皆是，而同时又夹有痰邪者亦不在少数，因此麦门冬汤养阴与化痰相合，不但不违医理，而且疗效确切。

临床上，此方还应与金水六君煎相鉴别。

历代医家论述阴虚咳喘的病证不多，至张景岳制金水六君煎，始独立成秩，然后世亦未再深入。张景岳《景岳全书·杂证谟》云："外感之嗽，凡属阴虚血少，或肾气不足，水泛为痰，而咳嗽不能愈者，悉宜金水六君煎加减主之，足称神剂。"
以方测证，金水六君煎以二陈汤祛痰，当归、熟地滋阴，故其
方证总体偏于肾阴虚，而与麦门冬汤证则偏于肺阴虚，两者是
有区别的，临证应随证选用。

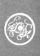

# 十四、薯蓣丸
## ——肿瘤补虚的复法大方

### 1. 攘外必先安内

宋代名相赵普曾在上书宋太宗的一份奏折曰："中国既安，群夷自服。是故夫欲攘外者，必先安内。"攘外必先安内，兵家思想与中医治则治法不谋而合，亦即《黄帝内经》所谓"正气存内，邪不可干"之意。

不得不说，中医扶正祛邪的治则包含了传统的军事辩证法思想在里面，用药如用兵，这种辩证法质朴而实用。而纵观薯蓣丸全方，具有益气养血疏风之功效，总体上偏于扶正以祛邪，强内以御外。薯蓣丸是张仲景的第二大方，共21味药，药味数仅次于鳖甲煎丸。

《金匮要略·血痹虚劳病脉证并治》："虚劳诸不足，风气百疾，薯蓣丸主之。"

薯蓣丸方：薯蓣三十分，当归、桂枝、干地黄、曲、豆黄卷各十分，甘草二十八分，芎䓖、麦冬、芍药、白术、杏仁各六分，人参七分，柴胡、桔梗、茯苓各五分，阿胶七分，干姜三分，白蔹二分，防风六分，大枣百枚（为膏）。上二十一味末之，炼蜜和丸，如弹子大，空腹酒服一丸，一百丸为剂。

## 2. 虚劳说略

仲景原文直接将本方证冠名为"虚劳",又置于虚劳病篇中,薯蓣丸用治虚劳无疑。

只是仲景原文十分简洁,这给后世理解运用本方带来了不便。

《黄帝内经》并无"虚劳"之名,更无专篇论述,但对于气血阴阳和五脏虚弱证候却多有述及,如《灵枢·口问》:"故上气不足,脑为之不满,耳为之苦鸣,头为之苦倾,目为之眩;中气不足,溲便为之变,肠为之苦鸣;下气不足,则乃为痿厥心悗。"详述了上中下气虚的证候,《素问·宣明五气》曰:"久视伤血,久卧伤气,久坐伤肉,久立伤骨,久行伤筋,是谓五劳所伤。"《灵枢·经脉》曰:"虚则补之。"这些对虚劳的诊治无疑提出了总纲性的原则。

仲景在《金匮要略》中虽以"血痹虚劳病脉证并治"为篇名,但实际上大部分内容都是讲述虚劳的证治,可以说开创了虚劳诊治的先河。仲景在本篇中提出了阴阳气血虚损的 8 个方证,可称之为"虚劳八方"。

虚者,病久体弱之谓;劳者,虚损日久之谓。魏荔彤曰:"虚劳者,因劳而虚,因虚而病也。"因此,"虚劳"是因一些慢性疾病日久不愈而导致的慢性消耗性疾病的一个总称。虽然仲景所论虚劳与后世所论虚劳并非完全一致,庶可以见病知源,汲取营养。

那么,在西医学的疾病谱中,有哪些疾病可以归属于"虚劳"来辨治呢？一般来讲，西医学中多个系统的多种慢性消耗性疾病，比如肿瘤性疾病、慢性肺部病变、心血管疾病、结缔组织病、慢性肾病等都可以从"虚劳"辨治。

### 3.肿瘤易虚劳

肿瘤患者极易出现虚劳见证。

从肿瘤的发病来看，"虚"作为主要的宏观病机，是为学者所公认的，这就具备了产生虚劳的病理基础。随着肿瘤的进展，病情在恶化过程中，肿瘤的消耗性便逐步显现，并进一步加重了机体气血阴阳的虚损。而针对肿瘤的各项西医治疗，皆对肿瘤的"虚"病机的发生发展产生影响。

手术作为治疗肿瘤最常用的治疗手段，其带来的创伤无疑会对机体的气血造成耗损，同时，手术对肿瘤的切割，也必然会影响到相关脏腑的生理功能，从而导致患者整体性的气血阴阳及脏腑功能的损伤，术后常表现为乏力、纳差、消瘦、疼痛、发热等，病机以虚为主，虚中夹实。

而放化疗对机体的损伤则各有侧重。

化疗主要损伤脾肾。化疗药物大多为大毒之品，《卫济宝书》云："猛烈之疾以猛烈之药，此所谓以毒攻毒也。"化疗所产生的消化道反应、肝功能损伤主要与脾有关，化疗产生的骨髓抑制主要与肾有关。脾肾为先后天之本，人体气血生成的主要来源，故化疗攻邪之后，极易使患者出现虚劳证候。

放疗主要影响气血津液。放射线乃"火热邪毒"，初期易伤津耗液，致使经络脏腑失于润养，常常表现为皮肤干燥、口渴、心烦、舌质红苔黄或绛而少津、脉数或细数等燥热偏重症状。中后期则热毒邪渐入里，耗伤气血。当然，火热邪毒还易于与内生之邪交杂，如火热夹湿则为湿热、火热夹风则为风热、若机体本寒湿则易形成寒热错杂之证等。《素问·阴阳应象大论》言"壮火食气"，放疗即是一种壮火。《重订广温热论》引叶天士语亦云："毒热炽盛，蔽其气，凝其血。"进而热毒在体内暗耗气血，久之成劳。

因此，恶性肿瘤在发生发展过程中，最终都会形成虚劳之候。

### 4. 风气与肿瘤

对于原文中"风气百疾"之"风气"的解释，如丹波元简《金匮玉函要略辑义》谓："风气，盖是两疾。"其依据的是《旧唐书·张文仲传》记载的"张文仲，洛州洛阳人也……文仲集当时名医，共撰疗风气诸方……风状百二十四，气状八十。"丹波氏认为是指"风病"和"气病"两类疾病。然反观仲景原文，其实已昭昭然在矣。《金匮要略·脏腑经络先后病脉证》云："夫人禀五常，因风气而生长，风气虽能生万物，亦能害万物。"明确指出促进万物生长之"风气"为正气，阻碍万物生长之"风气"则为邪气。故此处"风气"宜作风邪或外邪解。

在临床上，恶性肿瘤晚期极易合并感染，对于很多肿瘤患者来讲，感染导致多脏器功能衰竭往往是其生命的最后阶段，这个比例非常高，说明肿瘤虚劳之体容易触冒"风气"。

而"百疾"必然包括肿瘤在内。风为六淫之首，六淫致病，久而不去，可致虚劳，又可致肿瘤。正如《灵枢·刺节真邪》曰："寒与热相搏，久留而内著，邪气居其间而不反，发为筋瘤……"张从正则明确指出："积之成也，或受风、暑、燥、寒、火、湿之邪。"临床上某些病原体感染经久不愈之后，便容易形成恶性肿瘤，比如 EB 病毒感染引起鼻咽癌、人类乳头状病毒感染引起宫颈癌等即是"风气"导致肿瘤的典型。

### 5. 扶正祛邪，方中有方

薯蓣丸药物众多，然配伍精妙，方中有方，诸法辐辏。从原方的组成看，薯蓣丸是一张补虚大方。可以说，本方气血阴阳皆补，能治疗各类气血阴阳俱虚的病证，并能预防外邪。

正如魏念庭《金匮要略方论本义》所云："仲景故为虚劳诸不足而带风气百疾，立此薯蓣丸之法。方中以薯蓣为主，专理脾胃，上损下损，至此可以撑持，以人参、白术、茯苓、干姜、豆黄卷、大枣、神曲、甘草助之除湿益气，而中土之令得行矣；以当归、川芎、芍药、地黄、麦冬、阿胶养血滋阴；以柴胡、桂枝、防风升邪散热；以杏仁、桔梗、白蔹下气开郁，惟恐虚而有热之人，滋补之药上拒不受，故为散其邪热，开其逆郁，而气血平顺，补益得纳，亦至当不易之妙术也。"可见本方立法之清晰，而非杂乱无章之剂。

从药物组成看，本方可分为扶正与祛邪两部分，三分祛邪，七分扶正。

扶正部分以阴阳双补的炙甘草汤去麻仁为基，合用祛风解肌的桂枝汤、气血双补的八珍汤，以及辛甘化阳的甘草干姜汤、酸甘化阴的芍药甘草汤。

祛邪部分则用桂枝、防风、柴胡三阳合治。桂枝散太阳之邪，防风散阳明之邪，柴胡散少阳之邪，使外邪在三阳得以消散，以防邪入三阴。仲景认为，外邪之中人，首先是侵袭太阳、少阳、阳明三阳经，如果能在三阳经将外邪驱散出去，则邪气弗能入里，亦即"先安未受邪之地"也。

方中桂枝汤的作用不容小觑。桂枝汤外调营卫，内壮中焦。营卫固，中焦健，则外邪不易入内，为"风气百疾"设立一道挡风墙。

加上防风之通治内外一切风症，如《神农本草经》言防风"主大风头眩痛，恶风，风邪，目盲无所见，风行周身，骨节痛痹，烦满"，《本草经疏》谓"防风治风通用"。这又是一道挡风墙。

当然，本方最重要的还是君药薯蓣，即山药，方名亦正是源于此。

山药用量三十分，为方中最重。《神农本草经》言山药"气味甘平无毒，主伤中，补虚羸，除寒热邪气，补中益气，长肌肉，强阴"，说明山药具有很强的补中养阴之功。脾胃为后天之本，气血营卫生化之源，"四季脾旺不受邪"。脾胃虚弱，运化失常，则气血生化乏源。该方以山药为君正是基于此。

同时，方中甘草用量为二十八分，大枣用百枚，也是方中用量较大者，二药均为培补中土之常用药。

观此方，山药、甘草、大枣三味健脾补中药之用量占全方药量近一半，充分体现了张仲景治虚劳重视后天脾胃为主的思想。仲景在《伤寒论》阳明病篇第184条曰："阳明居中，主土也，万物所归，无所复传。"说明外邪中人，均有传入阳明、太阴的可能，正气实则阳明，正气虚则太阴。

"风气百疾"，风为百病之长，风邪致病最广。本方组成妙就妙在仲景本立此方为祛风之剂，而方中药物却大多为健脾养血之品，没有以祛风药为主。正如尤在泾《金匮要略心典》曰："虚劳证多有夹风气者，正不可独补其虚，亦不可着意去风气……其用薯蓣最多者，以其不寒不热，不燥不滑，兼擅补虚去风之长，故以为君，谓必得正气理而后风气可去耳。"

方中白蔹，《神农本草经》谓其"散结气，止痛，除热"。在本方中合麦冬、干地黄等可除热，合桔梗、杏仁等可调气，起到理气解热作用。为何要除热？很简单，风气外感，多生热邪。为何要调气？脾胃为机体气机升级之枢纽，脾胃不利，则气机升降失司。

曲和豆黄卷，主要是和胃化湿消食，这在后世时方中使用较广。虚劳之人，脾胃虚弱，容易食积，故用此两味。

全方药物虽多，却繁而有序，配伍精妙。

临床上，从肿瘤合并感染的证候发展规律来看，不外乎三阳病的演变，常用的祛除外感风邪也无非桂枝、防风、柴胡剂而已。同时，肿瘤的外感容易形成虚体外感，强壮中焦的思路就非常可取。中焦是气血生化之源，故本方的主体即在脾胃气血，方中即有后世八珍汤的影子。

## 6. 治内不忘治外

古人云："外感衷仲景，内伤衷东垣。"仲景确实以治疗外感疾病著称，整本《伤寒论》就是一本外感病的治疗经验集，其治疗内伤病的法则亦含着浓厚的外感病诊治思想。

仲景内伤病的治法与后世李东垣、汪绮石等医家不同。李东垣重在理脾，从脾胃升降理论入手探讨内伤杂病的病因、病机、治法，从而创立了内伤脾胃学说，并且与外感病诊治做了明确的区分。汪绮石在《理虚元鉴》提出"肺为五脏之主""脾为百骸之母"的观点，临证倡导"治虚二统，当统之于肺脾"之旨，都强调从内而治。

而仲景治疗内伤，不独治内，亦治外。如鳖甲煎丸中含有桂枝汤、小柴胡汤之意，本方薯蓣丸中用桂枝、防风、柴胡三阳合治，使外邪在三阳得以消散，以防邪入三阴。笔者谓之：治内不忘治外。

为何如此组方？

笔者认为，反复的外感必然是导致内伤的重要病因，清代吴澄在《不居集》中总结为"频感外邪，消耗气血"。而仲景所论述的鳖甲煎丸证、薯蓣丸证，可能很大程度上都是从外感久久不愈而来，同时内伤不愈亦容易外感，故其治法理应合用外感治法。

正如汪绮石《理虚元鉴》言："伤风不醒结成痨。"外感病邪，若元气不足，则外邪入里："一伤于风火，因风动则痨嗽之症作矣。盖肺主皮毛，风邪一感于皮毛，肺气便逆而作嗽。似乎伤风咳嗽，殊不经意，岂知咳久不已，提起伏火，上乘于金，则水精不布，肾源以绝，且久嗽失气，不能下接沉涵，水子不能救金母，则劳嗽成矣。"

而对于肿瘤这样如此复杂的疾病，其发病虽然是造成了一个内伤的结局，但其病因无外乎一个外感、一个内伤。因此，笔者猜测对于肿瘤患者而言，适时的祛外邪除了在预防外感方面有作用之外，是否对治疗肿瘤本身也有一定作用？临床实践表明，薯蓣丸确实具有一定的抗肿瘤作用。因此，"治内不忘治外"应该是一个值得深入研究和拓展的临床思路。

### 7. 临证参考

薯蓣丸既然能治疗"百疾"，其主治必广。

《太平惠民和剂局方》里称薯蓣丸为"大山芋丸"，其处方的药物组成和制作与《金匮要略》同，然其主治范围十分之广，可以用来补充仲景原文之不足。其曰："诸虚百损，五劳七伤，肢体沉重，骨节酸疼，心中烦悸，唇口干燥，面体少华，情思不乐，咳嗽喘乏，伤血动血，夜多异梦，盗汗失精，腰背强痛，脐腹弦急，嗜卧少气，喜惊多忘，饮食减少，肌肉瘦瘁。又治风虚头目眩晕，心神不宁，及病后气不复常，渐成劳损。久服补诸不足，愈风气百疾。"

孙思邈《千金要方·风眩》中载"薯蓣丸"，其组方是《金匮要略》薯蓣丸方去阿胶加鹿角胶、黄芩而成，主治"头目眩晕，心中烦郁，惊悸，狂癫"等病证。实际上，阿胶主阴，鹿角胶主阳，而加黄芩后亦可偏于阴，故孙思邈所载之主治情志类疾病亦可作为本方主治病证之补充。

笔者临床上常用本方治疗各种肿瘤术后、化放疗后、晚期肿瘤等见虚弱倦怠、不耐风寒、不耐劳作、头目眩晕、自汗盗汗、食欲不振、消瘦面黄、大便稀溏、小便不利、心悸失眠、情志烦郁等，可谓是一剂肿瘤补虚大方。

薯蓣丸证的舌象，一般以淡白舌、嫩舌、齿痕舌，舌苔一般偏薄或偏剥苔，甚或镜面舌等，厚腻苔不常见。

仲景在《金匮要略》虚劳病篇中提出的"脉大为劳，极虚亦为劳"的虚劳脉诊提纲，值得重视，在临床上非常实用。

"脉大"必然大而无力，或大而弦劲，主内虚阳浮或真脏败露。笔者在临床上时常见到一些晚期肿瘤的患者，切其脉如刀刃，应指感十分锐利，指下感觉非常特殊，似有一股切入手指的穿透力。实际上，此种脉象为真脏脉，其病源必深伏，元气必弱少。

"极虚"则是指脉细弱至甚，无力至甚，按之模糊不清，似有似无，类似于弱脉、散脉，预示着精气内损，元气不足。

因此，薯蓣丸证的脉象一般以虚弱为主，但也时有偃刀、弹石之脉，则真脏败矣。

笔者参考汤方：山药 30g，当归 10g，桂枝 10g，干地黄 15g，神曲 15g，大豆黄卷 12g，甘草 12g，人参 9g，川芎 9g，芍药 9g，白术 9g，麦冬 12g，杏仁 6g，柴胡 6g，桔梗 6g，茯苓 12g，阿胶 9g，干姜 9g，白蔹 9g，防风 6g，大枣 30g。

若为丸散，药量比例则应仿仲景原方。

临证时亦可随证加减。如患者出现胃脘隐痛、喜温喜按等脾阳虚的症状，可合用黄芪建中汤、理中丸加减；若患者出现胃脘嘈杂、口渴喜饮、舌红苔少等胃阴亏虚证，可合用麦门冬汤、益胃汤加减；若出现畏寒肢冷、下肢浮肿等脾肾阳虚证，可合用肾气丸、真武汤等；若出现时时痰浊、咳嗽气短等肺脾气虚证，可合用二陈汤、六君子汤等；若出现面色萎黄、头晕目眩等心脾两虚证时，可合用归脾汤；若出现影响精血生化乏源者，可合用血肉有情之品，如鳖甲胶、紫河车粉、坎炁等，此种情况往往见骨髓抑制、恶病质、癌性贫血等。

笔者亦常用本方加减，改汤剂为膏滋药使用。方中本有阿胶，可再加入鳖甲胶之类，浓缩为膏剂服用。

## 8. 方后注的深意

薯蓣丸的方后注"炼蜜和丸""空腹酒服""一百丸为剂"颇有深意。

汤者荡也，丸者缓也。"炼蜜和丸"，意在治疗慢性虚损性疾病需丸药缓图。吴鞠通曾言："治内伤如相，坐镇从容，神机默运，无功可言，无德可见，而人登寿域。"丸剂虽药性和缓，但平淡之中见珍奇，久服之后其效渐增，如《太上感应篇》曰："春园之草，不见其长，日有所增。"

"以酒送服"，这里的酒一般指黄酒或米酒，汉时尚无高浓度的白酒。用酒之意在于借酒之辛通以行药势，正如《名医别录》云："主行药势，杀百邪恶毒气。"当然，用温水送服亦可。

肿瘤之疾，其成也非一朝一夕之积，而其去也非一朝一夕之功，故其治宜丸药长服，以"一百丸为剂"，欲速则不达，一剂服完，若不愈，可再剂。临床上，肿瘤患者不应该长期以汤剂为主，而应该根据具体病情灵活运用各种剂型。

### 9. 治疗放化疗后诸证

各类肿瘤放化疗后气血不足，脾肾损伤，表现为消化道反应和血三系低下，可服用本方，此方在白细胞减少期间具有一定的预防感染发生的作用。

为什么肿瘤患者容易合并感染？这从中医角度很好理解，就是"邪之所凑，其气必虚"。肿瘤合并感染容易引起重症感染，容易引起多重耐药菌感染，因此治疗恶性肿瘤所引起的感染，应扶正为主，祛邪为助。仅仅扶正，则邪仍易来犯；仅仅祛邪，则徒伤正气。薯蓣丸的组方配伍就是肿瘤补虚祛邪法的经典思路。

**案例** 朱某，女性，50岁，工人。因"胃癌术后6月余，7周期化疗后21天"于2015年6月10日入院。

患者6个多月前（2014年11月30日）因"头晕、黑便1

月余，胃镜提示胃癌"在某医院行"全胃切除术（食管空肠吻合 Roux-y 型或祥式）"，术后病理报告：胃贲门、胃窦、胃体小弯侧及部分前后壁溃疡浸润型（瘤体 7cm×5.5 cm×1.5cm）中分化腺癌，浸润浆膜外纤维、脂肪组织，累犯神经，浸润或转移至 2/25 淋巴结，CerbB-2（++）；术后分期 pT4N1M0，术后恢复可。术后于行"SOX"方案（奥沙利铂、替吉奥）化疗 7 个周期，化疗后出现 Ⅱ 度消化道反应、骨髓抑制，经对症治疗后好转。本次入院为再次化疗收住入院。

入院后查大便常规 + 隐血、尿常规、甲状腺功能基本无殊；血常规 + 血型：WBC $3.1×10^9$/L，NE% 61.5%，HGB 90g/L，PLT $102×10^9$/L；肿瘤指标：AFP 27.1ng/mL；生化：NA 131.8mmol/L，CA 1.98mmol/L，GLU 3.71mmol/L，ALB 24.7g/L。心电图：窦性心律，正常心电图。中医诊断：胃积（气血亏虚证）；西医诊断：胃恶性肿瘤术后 pT4N1M0 Ⅲ b 期。

诊见：患者面色萎黄，乏力，胃纳欠佳，食后略恶，腹胀不适，四肢麻木，动则汗出，大便色黄、每天 1 次，小便量可，夜寐可，无发热，无咳嗽咳痰，近 3 月体重减轻 7 斤，舌淡嫩，苔薄，脉细弱无力。

考虑患者胃癌术后、化疗后，戗伐脾肾，生化不足，已成虚劳之疾。四诊合参，病属胃积之气血两虚证。中医治则扶正祛邪，以健脾益气补血为法，薯蓣丸加减。

处方：山药 30g，生晒参 9g，茯苓 12g，炒苍术 10g，炙甘草 9g，当归 10g，熟地黄 15g，麦冬 10g，川芎 9g，桂枝 10g，炒白芍 10g，姜半夏 9g，神曲 15g，大豆黄卷 12g，桔梗 6g，阿胶 9g（烊），生姜 15g，大枣 20g。7 剂，水煎服，每日 1 剂。

处方为原方去白薇、防风、柴胡、杏仁，加半夏，易白术、干姜为苍术、生姜。药后患者诸症减轻，白细胞上升，按期化疗。之后继续薯蓣丸加减治疗 2 月余，病情转平稳，转用归芍六君子汤加减巩固。

## 10. 治疗恶病质

对于病体已虚的晚期肿瘤患者，本方久服有改善恶病质的作用。

晚期肿瘤，尤其是消化道肿瘤，经常表现为大肉尽脱，饮食少进，乏力神衰，水肿，贫血，病情已十分危重，预后极差。此时已不胜攻伐，而应以补养为主，"有胃气则生"，抓住脾胃为核心，以延时日。

**案例** 钱某，男性，85 岁。因"确诊胃癌 1 月余，头晕伴恶心呕吐 1 周"于 2013 年 5 月 2 日入院。

患者 1 个多月前查胃镜示"胃窦低分化腺癌，部分印戒细胞癌"；腹部 CT 示考虑胃窦、幽门部胃癌，伴肝胃韧带淋巴结转移可能性大；查头颅、肺部 CT 未见转移。患者家属因高龄拒绝行手术及化疗，未予特殊治疗。1 周前（2013 年 4 月 25 日）患者无明显诱因下出现头晕伴恶心呕吐，无发热，来我院门诊，查血常规示血红蛋白 58g/L，大便隐血阳性，为求进一步诊治收住入院。

入院后患者恶心呕吐，呕吐物为胃内容物，偶见暗红色血性液体伴食糜，有反酸，感头晕，上腹部隐痛，无柏油样便，无腹泻，无头痛耳鸣，无视物旋转，无发热，胃纳少，大便每日 1～2 次、黄色烂便，夜寐安，近 2 个月来体重减轻约 4kg。查血常规：WBC $5.9×10^9$/L，NE% 81.7%，HGB 51g/L，PLT $334×10^9$/L，CRP 4.0mg/L；生化常规：NA 132.4mmol/L，CA 2.04mmol/L，BUN 9.92mmol/L；凝血功能常规：APTT 23.2s，D2 0.67mg/L；尿常规：正常；心电图：窦性心动偏缓，频发房性早搏，偶见短阵房性心动过速，偶见交界性逸搏，完全性右束支传导阻滞，左心室外膜高电压；尿常规无殊；大便常规：隐血（＋）；胸部 CT：支气管病变，两肺小片感染，右肺尖增殖灶，两侧胸膜增厚，心脏增大；心超：左房偏大，三尖瓣中重度反流伴轻度肺动脉高压，主动脉瓣轻度反流，二尖瓣轻度反流，左室舒张功能减退；胃镜：胃癌，反流性食管炎；动态心电图：窦性心律，频发房性早搏多见短阵性心动过速。中医诊断：胃积（气血两亏证）。西医诊断：①胃恶性肿瘤、重度贫血、上消化道出血；②反流性食管炎；③骨关节炎；④阑尾切除术后。入院后立即予以输红细胞 2U，同时予以护胃抑酸等对症治疗。

2013 年 5 月 6 日诊见：患者神色衰疲，面色苍白，语声低微，头目眩晕，时有呕吐，脘痛隐隐，纳少，大便暗黑，小便尚利，舌淡胖，苔薄腻，脉沉细。辨为气血两亏之象，治以健脾益气、补血摄血为法，薯蓣丸合黄土汤加减。

处方：山药 30g，生晒参 9g，茯苓 12g，炒白术 10g，炙甘草 9g，当归 10g，熟地炭 30g，麦冬 10g，桂枝 10g，炒白芍 18g，制附子 12g（先），神曲 15g，阿胶 9g（烊），赤石脂 30g（包），黄芩炭 12g，生姜 15g，大枣 20g。7 剂，水煎服，每日 1 剂。

药后呕吐减轻，大便隐血转阴。继续上方出入服用 1 月余，患者病情稳定出院。反复服用本方 4 月余，出现幽门梗阻，终因吸入性肺炎而殁。

值得一提的是，薯蓣丸和大黄䗪虫丸两方皆可以治疗肿瘤晚期恶病质，但薯蓣丸证基本为纯虚，而大黄䗪虫丸证瘀象明显，两方可为对举之方，一补一泻，一扶正以祛风，一扶正以化瘀，用以治肿瘤晚期之虚劳，可谓完备矣。正如尤在泾言："虚劳症有夹外邪者，如上所谓风气百疾是也；有夹瘀郁者，则此所谓五劳诸伤内有干血者是也……攻血而不专主于血，一如薯蓣丸之去风而不着意于风也。"临床上有些体力尚可的患者还可以两方交替服用。

# 十五、金匮肾气丸
## ——抗肿瘤药物肾损害的备选方

### 1. 药毒与肾损害

顺铂是临床最常用的化疗药物之一，使用已超过半个世纪。然而由于顺铂具有严重的肾毒性，使得临床曾一度停滞对其的研究。实际上，临床上引起肾损害的化疗药物有很多，包括近年来热门的靶向药物亦是如此。引起肾损害的抗肿瘤药物，一般都经肾脏代谢，常常由于剂量的蓄积而出现肾损害，通常表现为血中尿素氮、肌酐升高和出现蛋白尿等现象。

中医认为，化疗药物属于"药毒"。化疗药物为大毒之品，药性峻猛，可直接损伤脏腑，致使脏腑功能失调。

《素问·五常政大论》曰："大毒治病，十去其六；常毒治病，十去其七；小毒治病，十去其八；无毒治病，十去其九；谷肉果菜，食养尽之，无使过之，伤其正也。"这是古人治病用药的总原则，即使无毒治病，亦是十去其九即停药，而以食养善后。

古人以"毒"治病，"毒"即是药，然有偏性大小之分，大毒大偏，小毒小偏。

《神农本草经·序列》曰："先起如黍粟，病去即止，不去倍之，不去十之，取去为度。"亦与《内经》毒药治病理念类似。

抗肿瘤药物引起肾损害，笔者认为主要有三个原因：一者，药物偏性大，故直接损伤脏腑；二者，药物长期反复使用，如化疗药物往往在多周期使用后出现肾损害，靶向药物亦是使用一段时间后出现肾损害，这显然与《内经》用药"十去其六"理念不同；三者，有些患者本身肾功能基础处于一个极易被打破的近似平衡状态，比如有多年糖尿病、高血压等慢性病基础的患者，稍有药物干扰即出现肾损害。

中医对药物的功效有着独特的认识，对药物的运用更是慎之又慎，讲究"中病即止"。如《伤寒论》在治疗太阳病时特别提到"遍身漐漐微似有汗者益佳，不可令如水流离"，在运用小承气汤时"若更衣者，勿服之"，在运用大承气汤时"得下，余勿服"等，皆是如此。

那么抗肿瘤药物的使用如何在中医整体观念下做到"中病即止"？这是一个值得长期探索的课题。

## 2. 从肾气丸治脚气说起

肾气丸首见于《金匮要略·中风历节病脉证并治》附方之八味崔氏丸："治脚气上入，少腹不仁。"八味崔氏丸即是肾气丸。

崔氏，即崔知悌，唐代著名医家，著有《纂要方》十卷、《骨蒸病灸方》一卷、《产图》一卷，惜均已亡佚，只能于《外台秘要》中见其梗概。崔氏在仲景之后，他的方子怎么会出现在仲景书里？

皆知仲景书经王叔和编次之后，经历五代十国动荡之后，濒临散佚。北宋嘉祐年间校正医书局成立，选高继冲进献本为底本，由孙奇、林亿等校定，于 1065 年由朝廷诏命国子监雕版刊行，名为定本《伤寒论》和《金匮要略方论》，但此书已非仲景著作原貌。

孙奇、林亿校定之时，认为《中风历节病脉证并治》缺治疗方，故引了崔氏的经验，而崔氏此方本就是仲景的肾气丸，可见崔氏亦是仲景方的践行者，而崔氏或许见过仲景书的抄本。

脚气，古人早有专病论述。《黄帝内经》就载有"厥"和"痿躄"两种病，表现为脚部的感觉障碍或活动受限或软弱无力等表现，后世文献中多有"沉溺重腿""脚弱""肿满""脚中""脚弱"等记载。"脚气"二字第一次出现，可能是在大名鼎鼎的帝王书法家梁武帝萧衍的传世草书《数朝贴》中："数朝脚气，转动不得。"

而肾气丸主治"脚气上入，少腹不仁"，虽只讲了"少腹不仁"，然已暗示了本应有下肢不仁的症状，且已经上行入少腹，同时脚气还应有下肢浮肿，甚或腹部胀满的症状。

脚气的病机实为脾肾气虚，气化不利，聚成脚气，痰湿痹阻，上入少腹，少腹气血运转失常，故而麻木不仁；水湿运化不及，故而腹满脚肿。"病痰饮者，当以温药和之。""血不利则为水。"故治以崔氏八味丸。

方中以地黄、山萸肉、山药滋阴补肾，培阴血于下，以固肾之精血；附子、桂枝温补脾肾之阳，蒸发津液于上，以化气行水；泽泻、茯苓利湿祛浊；桂枝合茯苓是为仲景苓桂剂的经典配伍，两者合用兼以通阳降逆化饮；丹皮一味化瘀通脉。八味相伍，以奏"益火之源，以消阴翳"之功。诸药合用，补肾化气，利水化瘀，疗脚气少腹不仁。

因此，肾气丸主要治疗脾肾亏虚而致水液代谢失常而兼有病及血分的病证。

脚气到底为何病？有认为是丝虫病，也有认为就等同于西医所称的因维生素 $B_1$ 缺乏引起的脚气病，还有认为是因服食金石所导致的慢性中毒等。据史料记载，晋唐服食金石之风盛行，而脚气病的高发时间与服食金石之风的时代基本平行，因此，从西医的认识来看，脚气病很有可能是服食金石导致的慢性中毒。金石之药皆为重金属，多含有硫、砷、铝、汞等，在很大程度上会损害肾功能而导致肾功能不全。皇甫谧《论寒食散方》载五石散中毒表现为"四肢面目皆浮肿……臂脚偏急痛"。因此，笔者认为脚气病与抗肿瘤药物相关性肾损害有相类之处。

### 3. 抗肿瘤药物肾损害与肾气丸证

抗肿瘤药物所致肾损害，其病机为药毒伤人正气，致使脾肾两伤。脾虚则易水湿内停，升清失职，浊阴不降，肾虚则水液不化，使得痰浊、水湿停留，肌酐、尿素氮、尿酸等痰浊之物排泄不畅，而成药物性肾损伤。当然，西医所谓的肾功能，非为中医所述之肾，实际上与中医肺、脾、肾、三焦、玄府等都有关系，万不可等同混淆。

在抗血管生成药物治疗时，患者常出现蛋白尿。从中医角度来看，其原因主要为毒药伤人血脉，致使瘀血阻络，血脉滞涩，津液输布障碍，痰浊内生。《医碥》曰："气本清，滞而痰凝，血瘀则浊矣。"

可见，化疗药物也好，抗血管生成药物也罢，皆为"毒药"之邪，其之伤人，使气血耗伤，脾肾受损，致使痰瘀内留，瘀停水滞。正如《中藏经》曰："肾气壮则水还于海，肾气虚则水散于皮。又三焦壅塞，荣卫闭格，血气不从，虚实交变，水随气流，故为水病。"

临床上，抗肿瘤药物相关性肾损害除了有血检指标异常外，还往往存在腰痛、腰酸、腹胀、颜面及下肢浮肿、小便不利等临床表现，其症状、病机与肾气丸证非常类似。

### 4. 肾气丸药解

后世尤其是明代命门学说兴起之后，凡论肾气丸时往往都从"三补、三泻""温肾阳"等入手，而把肾气丸视为补肾阳专方。谬矣！实际上仲景组方本意并非如此。若仲景真为补肾阳而设，大可叫肾阳丸。肾气，包括肾阴肾阳，而以肾气为名，实乃寓肾阴肾阳皆调之意也。

本方在大量滋阴药物中，配以少许附桂，意在微微生火，即"少火生气"也。正如柯琴所云:"此肾气丸纳桂、附于滋阴剂中十倍之一,意不在补火,而在微微生火,即生肾气也。"

干地黄即现代临床所用之生地黄,《神农本草经》云:"逐血痹,填骨髓,长肌肉,作汤除寒热积聚,除痹。"可见地黄不仅补阴血,尚有"逐血痹"之能,在方中与丹皮并用,而逐瘀通络;除"积聚",则与治疗肿瘤相合。方中其用量最大,故应是本方之君药。

笔者认为,临床上生、熟地皆可用,《本草纲目》载:"诸家本草皆指干地黄为熟地黄,虽主治证同,而凉血、补血之功稍异。"生地黄偏凉血化瘀,熟地偏补血填精,故若治肿瘤相关性疾病,单用或合用皆可。

仲景用桂枝,基本用桂皮,即今之肉桂,为樟科植物肉桂的树干及粗枝之皮。笔者认为,可以根据临床情况选用。桂枝偏温通,肉桂偏温补,有时可两者合用。

附子,《神农本草经》谓:"破癥坚积聚,血瘕,寒湿踒躄,拘挛膝痛,不能行步。"在方中与桂枝合用,则可散寒止痛,而治腰痛、脚气等疾。同时,附子"破癥坚积聚",用治肿瘤,则甚为合拍。

山萸肉,《神农本草经》谓:"温中,逐寒湿痹。"说明山萸肉还有温化寒湿的作用。《名医别录》则载其有"强阴益精,安五脏"之功,在方中主要起补肾益精的作用。

山药,《神农本草经》谓:"补虚,除寒热邪气,补中益气力。"《名医别录》载:"治虚劳羸瘦。"在方中以补益脾肾为主。

山萸肉"强阴益精"，山药"补虚"，针对肿瘤而言，二者是最常用的扶正类抗肿瘤药物，对肿瘤之虚劳尤其合适。

丹皮是一味活血药，《神农本草经》谓："除癥坚瘀血留舍肠胃。"在方中与干地黄共起化瘀通络的作用，与肿瘤的瘀血病机甚为合拍。现代研究表明，抗肿瘤药物相关性肾损害往往存在微循环障碍，故丹皮化瘀通络，正好合适。

泽泻，《神农本草经》载有"消水"之功，《名医别录》亦谓可"逐膀胱、三焦停水"，临床主要用于利水消肿。

茯苓，《神农本草经》谓其"利小便"，与泽泻合用，主要为利水而设。值得注意的是，《名医别录》载泽泻和茯苓皆有"止消渴"的作用，在方中不外乎化湿，湿去津液才可敷布正常。泽泻、茯苓之通利，与抗肿瘤药物肾损害的津液输布失常正好对应，同时两味药物本身就有直接的利尿消肿功效。

## 5. 临证参考

肾气丸共8味药，仲景原方中干地黄、山药、山萸、泽泻、茯苓、丹皮、桂枝、附子用量的比例为8：4：4：3：3：3：1：1。由此可见，全方以补为主。

临床上，若用熟地，量大易碍胃，后世往往加砂仁相佐，可从。生地量大易滑肠，笔者认为可加干姜佐之。

原方附子和桂枝用量为一两，而孙思邈在《备急千金要方》中"治虚劳不足，大渴欲饮水，腰痛，小腹拘急，小便不利方"，则将肾气丸中桂附的剂量改为各二两。因此，临证使用肾气丸可调整桂附的剂量，不必拘泥。

实际上，仲景本方是扶正祛邪、寒热并用之剂。如地黄、山药、山萸皆为扶正用，而泽泻、茯苓、丹皮皆为祛邪用；地黄、泽泻、丹皮为凉药，而山萸、桂枝、附子为温药。同时方中地黄、山药、茯苓、泽泻皆为甘味药，《灵枢·终始》言："阴阳俱不足，补阳则阴竭，泻阴则阳脱，如是者，可将以甘药。"甘味入脾而守中，能化生气血，并有"实脾以堤水"之功。

前已述及，肾气丸远不是单为补肾阳而设。

仲景原文用"当从小便去之""但利小便则愈"等字眼，说明本方着眼点在于利水祛湿。正如《小儿药证直诀笺正》言："仲师八味，全为肾气不充，不能鼓舞真阳，而小水不利者设法。"而抗肿瘤药物相关性肾损伤，主要的临床表现就是小便不利，故可选用。

临床上，笔者不完全按照仲景比例处方。参考处方：生地黄或熟地黄15～30g，山药10～20g，山茱萸12～15g，泽泻10～15g，茯苓12～60g，丹皮10～15g，桂枝或肉桂6～15g，附子9～18g。

笔者在临床上常用肾气丸治疗抗肿瘤药物所致的肾功能异常、蛋白尿等。其常见症状：神疲乏力，饮食少进，泄泻，下腹疼痛、不仁，腰酸腰痛，阳痿遗精，畏寒肢冷，夜间多尿，头晕心悸，小便不利或频数，以及咳喘倚息等。舌质往往见胖大，苔水滑湿润，白苔多见，黄苔少见；脉象多沉或沉滑、沉细。

肾气丸证冠名为虚劳、消渴等，可见肾气丸有补虚劳、疗消渴的功效。肿瘤患者中合并西医之糖尿病者非常多，有研究显示两者有一定的关联。因此，抗肿瘤药物相关性肾损伤的患者，往往有糖尿病、高血压等基础疾病。

### 6. 肾气丸验案

来看一则笔者使用肾气丸治疗顺铂相关性肾毒性的案例。

**案例** 徐某，男，72岁。2016年4月24日经友人介绍邀余会诊。

患者为非小细胞肺癌术后3月余，已行培美曲塞联合顺铂化疗3个周期，出现肾功能损害，生化检测示 BUN 9.92mmol/L，Cr 115μmol/L。患者既往有高血压病史30余年，长期服用降压药物，血压控制稳定。患者因肾功能不全，未能行化疗，甚为担忧。

诊见：神疲乏力，饮食少进，泛恶不止，小便余沥不净、尿量每日尚有1300mL、夜尿三四次，畏寒肢冷，大便稀溏，舌淡暗，苔白浊腻，脉沉弦。拟肾气丸合大黄甘草汤加减。

处方：①大黄粉3g，甘草粉3g。5剂，生姜汁适量，拌服，微波炉加热，日服2次。

②熟地黄30g，山药15g，山茱萸15g，茯苓60g，炒泽泻12g，丹皮12g，肉桂9g，炮附子12g，泽兰15g，赤芍12g，桃仁12g，生姜15g。5剂，水煎服，浓缩，不拘时服。

服完 5 剂，恶心呕吐症状明显减轻，复诊继续原方加减巩固。服药半月余，患者肌酐、尿素氮皆降至正常范围的上限。患者喜，笔者亦喜之。后患者顺利完成 4 个周期的辅助化疗。

本案患者病情较为复杂，既有脾肾阳气受损的病机，又有痰浊上泛的病机，故笔者从标、本两个层面入手，以大黄甘草汤加生姜降气止吐以治其标，肾气丸补肾利水活血以复肾脏气化功能而治本，故收效颇佳。

"上工治未病"，笔者认为，使用抗肿瘤药物时，医师若能严格评估患者的中医体质状态，做到个体化给药，尽量避免抗肿瘤药物肾损害的发生，这才是需要努力的方向。

## 7. 临证备要

肾气丸还可以治疗泌尿生殖系肿瘤、消化道肿瘤、恶性黑色素瘤、血液系统恶性肿瘤等，其核心病机依然是肾气不足、津液输布失常。

**案例** 陈某，男，67 岁。2019 年 3 月 7 日初诊。

患者 1 年前发现左肾占位，当时无明显不适主诉，未予重视，2018 年 1 月 15 日查腹部 CT：左肾下极占位，肾癌考虑。遂于 2018 年 2 月 28 日在全麻下行"腹腔镜下根治性左肾切除术 + 肠粘连松解术"，术后病理：（左）肾透明细胞性肾细胞癌（瘤体最大径 3.6cm，Fuhrman 分级：2 级），侵犯被膜。术后肾功能出现异常，定期复查时有增高，予以口服开同片、阿魏酸哌嗪片等治疗。患者近 1 个月来，患者出现夜尿频繁，1周前复查生化提示 K5.14mmol/L，CREA142.3μmol/L，URIC457μmol/L；血常规：WBC3.7×10$^9$/L，HGB79g/L，PLT241×10$^9$/L。患者不肯住院，欲中医诊治。

初诊：患者面色萎黄，神疲乏力，时有头晕，心悸短气，夜尿频急，起夜四五次，腰酸肢冷，午后下肢略浮肿，胃纳一般，大便尚可。舌质胖嫩，苔水滑，脉沉细。辨为脾肾阳虚，水湿内停之证。拟温肾利水法，肾气丸、缩泉丸、泽泻汤加减。

处方：熟地30g，炒山药15g，山萸肉12g，炒丹皮10g，茯苓60g，泽泻30g，炒白术15g，制附子18g（先煎），肉桂15g（后下），乌药9g，益智仁15g，积雪草30g。14剂，水煎服。

2019年3月21日二诊：患者诉药后，诸症减轻，仍有神疲乏力、夜尿偏多、下肢浮肿等症，守方续进。

处方：熟地30g，炒山药15g，山萸肉12g，炒丹皮10g，茯苓45g，泽泻15g，制附子18g（先煎），肉桂15g（后下），乌药9g，益智仁15g，积雪草30g，桑螵蛸15g。14剂，水煎服。

2019年4月4日三诊：患者2019年4月3日复查生化，CREA112.5μmol/L，URIC424μmol/L。血常规：WBC4.1×10$^9$/L，HGB91g/L，PLT215×10$^9$/L。症状已经大为改善，予以改为肾气丸合当归贝母苦参丸出入。

处方：熟地30g，炒山药15g，山萸肉12g，炒丹皮10g，茯苓30g，泽泻10g，制附子15g（先煎），肉桂9g（后下），当归 10g，土贝母 15g，苦参 9g，半枝莲 45g。14 剂，水煎服。

之后，患者定期复诊调方，病情稳定。

笔者在临床上常用本方治疗前列腺恶性肿瘤。前列腺癌雄激素阻断治疗期间，常出现肾气不足之证，如面色淡白、畏寒肢冷、腰酸腰痛、头晕乏力、夜尿频繁或小便不利等症，与肾气丸证十分类似，临床上可酌情辨证使用。

脾为后天之本，先后天互相资助，补脾气助肾气，培土可制水，故临证时可合用四君子汤、补中益气汤等方；肝肾精血同源，肾气亏虚不得化精，临证可合用四物汤、二至丸、当归补血汤、胶艾汤等；血水同病，往往相兼为病，互为因果，临证可合用桂枝茯苓丸、当归芍药散、抵当汤等。

**案例** 柴某，男，74 岁。2019 年 9 月 7 日初诊。

患者 3 年前因 PSA 增高而诊断为"前列腺癌"。2016 年 5 月 8 日在某医院行手术治疗。患者 3 月余前出现肉眼血尿，行膀胱镜检查提示"膀胱壁散在出血"。5 月 26 日行全腹 CT 提示"前列腺区软组织密度影伴钙化灶"，PET-CT 提示"前列腺癌术后，盆底膀胱下方肿块、结节，PDG 代谢增高，考虑肿瘤复发、转移，肝脏两枚 PDG 摄取增高影，考虑转移瘤。左侧第 3 肋、右侧第 8 肋、左侧髂骨、右侧耻骨及左侧坐骨多发骨转移。"2019 年 6 月 2 日在全麻下行经尿道 1470 激光前列腺切除术，术后病理：（前列腺部）低分化腺癌。术后恢复可。术后予以诺雷德针联合康士得进行内分泌治疗，定期复查。患者目前为求中医药康复治疗而来诊。

刻下：患者面色无华，头晕心悸，神疲乏力，腰酸肢冷，小便不利，夜尿四五行，时有踝部以下浮肿，晨轻暮重，纳一般，大便调。舌胖嫩，苔水滑，脉细而沉。辨为肾气不足证，拟肾气丸出入。

处方：熟地黄 30g，山药 15g，山茱萸 15g，茯苓 60g，炒泽泻 15g，丹皮 12g，肉桂 12g，炮附子 15g，桑寄生 30g，车前子 15g（包煎），乌药 9g，益智仁 15g。14 剂，水煎服。

药后诸症减轻，予以守方出入，合用抵当丸、桂枝茯苓丸、当归贝母苦参丸等善后。

下篇

——

和法门径

# 十六、当归芍药散
## ——从血水理论到痰瘀理论

### 1. 一副对联

当归芍药散，历代医家多用于妇科病的治疗，一般归属于和剂。

女子以血为本，以血为用，女子的经带胎产与血的盛衰密切相关。根据《金匮要略·妇人杂病脉证并治》载"妇人腹中诸疾痛"的启示，凡妇人腹中痛如输卵管肿胀、盆腔炎、膀胱炎、宫颈炎、子宫肌瘤等均可以当归芍药散治之，若证机相合，则皆可取效。当归芍药散，原方6味药，只要仔细分析一下就会发现，这6味药可以整齐地分为两组。

清代刘一仁在《医学传心录·病因赋》中言："看方犹看律，用药如用兵，机无轻发，学贵专精。"此方的"律"可谓是一副对联。

当归、芍药、川芎一组血药，白术、茯苓、泽泻一组水药。可以毫不夸张地说，这两组药，对仗还特别工整，还可以加个横批"活血利水"。

仲景为何要如此组方？为何每组药在其他方中也会出现？细究之，可发现此方组合的玄机。

## 2.血水理论提要

仲景在《金匮要略·水气病脉证并治》中提出了该方组合的核心思想为"血不利则为水",可谓要言不烦。

"经为血,血不利则为水,名曰血分,此病难治;先病水,后经断,名曰水分,此病易治。"仲景先师明确界定了血分和水分的概念,同时道出了血分与水分病机的相关性。血分则先病血,从而导致水湿内停;水分则先病水,从而导致瘀血内停。

当然,从临床来看,两者很难截然分开。其实,仲景的组方已很明确地告诉我们,哪个先、哪个后并不要紧,因为本身就是血水同治。

我们翻看《内经》就不难发现,其实《内经》对血水理论的论述已经有了雏形。从生理上看,《灵枢·营卫生会》云:"中焦亦并胃中,此所受气者,泌糟粕,蒸精液。化其精微,上注于肺脉,乃化而为血。"说明津液可以化而为血。从病理上看,《灵枢·百病始生》指出:"湿气不行,凝血蕴里而不散,津液涩渗,着而不去,而积皆成矣。"说明水湿会阻碍血液运行,而瘀血反过来又会影响水湿的运行。这就是血水理论的最早描述。

无非是仲景先师有了点睛之笔——血不利则为水。同样,我们也可以这么讲:"水不利则为血。"两者是互为因果的。正如唐容川《血证论》所言:"血病不离乎水,水病不离乎血。"

血水同病的论治,也是源于《内经》。《素问·汤液醪醴论》言:"平治于权衡,去菀陈莝。"同时《灵枢·水胀》中女子石瘕不月"肤胀鼓胀"，先用"刺去其血络"法治疗水肿，应该就是血水同病治疗的萌芽。

### 3. 血水理论与痰瘀理论

血水理论经过历代医家的发展运用，就孕育了痰瘀理论。

很显然，痰与水、血与瘀，都属于阴而同出一源，故痰瘀理论即是血水理论的升华。笔者在首篇已经述及，痰瘀作为肿瘤的核心病机，是一切肿瘤发病的重要环节。血水理论既然是痰瘀理论的先锋，那么毫无疑问，血水同治思想如果运用于肿瘤的治疗也是理所当然的。

然而，笔者认为血水理论与痰瘀理论既有相通之处，又有不同之处。相通之处无须赘言，前以阐明。

其区别在于血分与瘀不同，血分的范围更广，瘀只是一种病理状态，而血分虽然包括了瘀血，但同时还有血寒、血热、血虚等范畴，而血寒、血热、血虚等所引起的血瘀才是血分的直接病机。因此，不可简单认为，血分就是血瘀。同时，痰与水亦是如此，痰只是某一种病理状态或产物，而水的范畴要更广泛。

因此，我们不能简单地说，痰瘀理论比血水理论要进步了，这两者还是既有联系又有区别的，两者之间有一种母子关系，子不能代替母，母不能代替子。

血水理论就其内容而言，有二端。一者，血分有病，形成水饮停滞，常见肢体水肿、胸胁、腹中水肿等；二者，水分有病，阻滞气血津液输布，形成瘀血，常见水肿病并发瘀血内生。津血本为同源，血水可以互病。血不利可致水，反之，水不利亦可病血。临证中，若见血病，须注意有无水病；若见水病，须注意有无血病。验之于临床，以前者多见，而且仲景言"血病致水病者难治"。

对于肿瘤来讲，痰瘀胶结是核心病机，因此血水互病对于肿瘤的发生发展必然有着影响。笔者认为，血水理论在肿瘤晚期，尤其是对水肿、浆膜腔积液等病证的诊疗有着较强的指导意义。

## 4. 血水理论的处方思路

对于血水理论的运用，仲景已发展成为完整的诊治体系。我们不难发现，仲景方中有很多都是血药与水药同用，如我们前面提到的当归贝母苦参丸、肾气丸等都体现了血水同治的治疗思想。笔者认为，当归芍药散即是其中的代表方。

纵观当归芍药散方，当归、芍药、川芎和血，养血，活血；白术、茯苓、泽泻燥湿，渗湿，利湿。合之则活血而利水也，可谓治血水之要，此方最适。岳美中在《岳美中医案集》中有精辟的论述："此方之证，腹中挛急而痛，或上迫心下及胸，或小便有不利，痛时或不能俯仰。腹诊：脐旁拘挛疼痛，有的推右则移于左，推左则移于右，腹中如有物而非块，属血与水停滞。方中芎、归、芍药和血舒肝，益血之虚；苓术、泽泻运脾胜湿，除水之气。方中多用芍药，芍药专主拘挛，取其缓解腹中急痛。合用之，既疏瘀滞之血，又散郁蓄之水。服后小便或如血色，大便或有下水者，系药中病，是佳兆，应坚持多服之。"

若把该方限于妊娠病抑或是妇人病的治疗，则大材小用矣。该方运用的要点在于血瘀饮停，只要有此病机，则皆可放胆用之。

事实上，仲景已经很明确地告诉我们，血水致病非女子所固有，其他如真武汤、肾气丸、桂枝茯苓丸、蒲灰散、茵陈蒿汤等，亦典型地体现了血水理论的处方思路。如真武汤中的芍药即是血药，而白术、茯苓、生姜即是水药；肾气丸中的丹皮、地黄即是血药，而茯苓、泽泻即是水药等，皆是此理。

上述方剂又告诉我们，血药和水药的比例亦可以根据病情进行调整，如真武汤中茯苓、白术、生姜为水药，血药只有芍药一味，说明真武汤证是以水分为主的病证。因此，在血水理论指导下，当归芍药散的配伍比例亦可以根据临床实际病情进行适当化裁、调整。

当归芍药散，笔者主要用于肿瘤术后或晚期引起胸水、腹水、皮下水肿、肢体水肿等病证。一般常见面色无华或晦暗，头目眩晕，神疲乏力，胸胁闷胀，腹部疼痛，疼痛以绞痛、坠痛为主，肢体浮肿，皮肤可见络脉迂曲，胃纳往往不佳，小便不利或浑浊，大便偏溏。舌紫暗，脉滑或沉。比较典型的是舌象，舌体一般比较胖、有齿痕，或舌质嫩，舌色紫暗可有瘀点瘀斑，舌苔一般水滑或白腻，舌下络脉经常粗大紫暗。

笔者参考处方：当归 10g，赤芍 12～18g，川芎 10g，白术 12～15g，茯苓 30～60g，泽泻 12～30g。

## 5. 药解

当归，《日华子本草》言："破恶血，养新血及主癥癖。"具有治疗"癥癖"的作用，而且还可以"养新血"，祛瘀而不伤正，治疗肿瘤可谓攻补兼备。

芍药，《神农本草经》载："主邪气腹痛，除血痹，破坚积。"很显然，芍药具有"破坚积"的功效，这与肿瘤类疾病亦是吻合的。芍药在血水互病类病证的治疗中，常用赤芍。

川芎，《日华子本草》载："调众脉，破癥结宿血，养新血。"破癥养血是为川芎功效之亮点，以治肿瘤，不可谓不妙。

白术，《日华子本草》载："治一切风疾，五劳七伤，冷气腹胀，补腰膝，消痰，治水气，利小便，止反胃呕逆，及筋骨弱软，痃癖气块，妇人冷癥痕，温疾，山岚瘴气，除烦长肌。"其"消痰，治水气，利小便"作用，故后世作为健脾祛湿的要药，而又有治疗"妇人冷癥痕"之功，故现今亦作为扶正抗癌药而广泛使用。其实白术原本就有治疗"癥痕"之力，同时，白术作为药食同源的常用品，长年单服亦有一定防癌作用。

茯苓，《神农本草经》谓："心下结痛，寒热烦满，咳逆，口焦舌干，利小便。"作为利水消肿药，已为医者广泛运用。而王好古独言其能"治肾积奔豚"，说明茯苓对于下焦某些肿瘤的治疗也较为合适。

泽泻，《神农本草经》谓有"消水，养五脏，益气力"之功，不仅利水，而利中带补，利水而不伤阴，故《名医别录》又谓治"消渴"。因此，对于某些出现阴虚证的肿瘤患者，泽泻可供选用。

## 6. 治上肢淋巴水肿

乳腺癌术后常出现上肢淋巴水肿，与手术创伤有密切关系。手术乃刀刃之伤，属于不内外因。刀刃之后，血络受损，瘀血内停，而致水行不畅，水饮内停肢体。

而当归芍药散用于乳腺癌术后上肢肿胀，方证合拍，血水同治，瘀去水消，肿胀自减。

**案例**　俞某，女，48岁。于2014年5月29日初诊。

患者主诉：左乳癌术后6月余，末次化疗后1月余。2013年11月初洗澡时，无意间摸到左乳有一肿块，约花生米大小，当时未予重视，后肿块逐渐增大。2013年12月底入住当地医院外科，行左乳癌改良根治术，术后病理示"浸润性导管癌"。术后行6个周期的辅助化疗。现患者因左上肢肿胀明显影响生活而求诊于余。

诊见：神疲乏力，少气懒言，四肢微凉。见左上肢肿胀甚，如患者小腿粗，皮色暗淡。大便略溏，小便清畅，纳一般，睡眠尚可。舌淡暗偏胖、边有瘀斑，苔薄白略浊，脉沉细无力。中医诊断：乳岩；西医诊断：乳腺癌。辨证：脾气亏虚，瘀阻水停。治则：健脾益气，化瘀行水。处方予以当归芍药散加味。

处方：炒当归 15g，炒赤芍 12g，川芎 10g，苍白术各 10g，茯苓 30g，炒泽泻 15g，泽兰 30g，桂枝 15g。7 剂，水煎服。

1 周后，患者来复诊，称效果不显。在原方基础上加桑枝 15g，炒丹皮 12g，桃仁 12g，水蛭 2g（研粉吞），继服 7 剂。

患者再诊时，左上肢水肿较前有所减轻。效不更方，前后共服药计百余剂，上肢水肿基本退尽。

### 7. 治恶性胸腹水

笔者亦用当归芍药散治疗恶性胸腹腔积液之血瘀饮停证。

正如《景岳全书》记载："津液与血相济周流，互为依存。若瘀血停留，干扰水精四布，则津液或偏渗胸，咳唾引痛，遂为悬饮；或停聚腹腔，腹满喘息，则为鼓胀。若长期伏而不去者则为伏饮，留而不出者则为留饮。伏饮与留饮殆属病程较久之饮证。"读张景岳此段论述，让笔者想到了恶性胸腹水的成因，也有血水为患的因素。

《血证论》谓："内有瘀血，则阻碍气道，不得升降，是以壅而为咳。气壅即水壅，气即是水故也。水壅即为痰饮，痰饮为瘀血所阻，则益冲犯肺经……是以倚息不得卧也。"可见，先贤早已明确指出了瘀血与胸肺停饮的关系。

**案例** 戴某，男，58 岁，农民。2014 年 7 月 17 日初诊。

患者 2 年前诊断为结肠癌，予以手术治疗，并予以

XELOX 方案化疗 8 周期，3 个月前出现肝转移，并出现腹水、小便少，予以补充人血白蛋白及利尿后，效果欠佳。

刻下：患者腹隆，自觉撑胀不适，B 超示腹腔大量积液，肝肾间隙 13cm，神疲乏力，颜面色暗，口淡不喜饮水，纳差，便溏，小便不利，舌淡红，苔面水滑，脉沉弦细，舌下络脉迂曲。予以当归芍药散加减。

处方：①炒当归 15g，炒赤芍 15g，川芎 12g，炒苍术 12g，茯苓 60g，炒泽泻 30g，生姜 15g，附子 15g（先煎），蝼蛄 10g，半边莲 30g。7 剂，浓煎成每剂 200mL，日 1 剂，分两次服用。②醋甘遂粉 6g，冰片 3g。7 剂，醋调敷脐，日 1 剂。

7 剂服完，查腹水超声提示腹水最大径 8cm，腹部膨隆变为较为松弛，小便较前通利，食欲有所改善。继续本方加大枣 30g，鸡内金 15g，7 剂。治疗 3 周后，病情大有好转，并开始二线方案化疗，病情稳定。

## 8. 治上腔静脉综合征

临床上，上腔静脉综合征的发生，总是与癌毒流窜相关。癌毒夹瘀，瘀阻血脉，气机郁滞，气不行则津液聚而不散，发为头面、颈胸水肿。该病证亦符合"血不利则病水"之病机。

巢元方《诸病源候论》谓："肿之生也，皆由风邪寒热毒气客于经络，使血涩不通，壅结成肿也。"巢氏的观点，可谓深得仲景心法。上腔静脉综合征，无非就是肿瘤压迫而致水湿内停之证。笔者运用本方加减治疗上腔静脉综合征，取得了一定的疗效。

**案例** 王某，男，67岁。

患者3个月前因受凉后出现外感，在当地诊所自购芙朴感冒颗粒后，鼻塞、喷嚏等症状缓解，但咳嗽持续存在，痰少、痰中偶带少量血丝，并逐渐出现面颈部紫红，轻微肿胀。患者自觉头昏，查胸部CT检查示右上肺中央型肺癌（5.1cm×3.6cm）伴肺门纵隔淋巴结转移。于2013年8月25日收入院治疗。

入院症见：咳嗽，晨起咯少许血丝痰，活动后觉气促，胸闷，面颈青紫浮肿，纳食减少，二便调，眠可，舌紫暗，苔白微腻，舌底络脉迂曲，脉弦滑。诊断为肺癌伴上腔静脉综合征，拟行肺穿刺明确病理。先处以中药方，拟四逆散合当归芍药散加减。

处方：①柴胡12g，赤芍15g，炒枳壳15g，当归10g，川芎9g，苍术12g，茯苓45g，炒泽泻15g，葶苈子30g，大枣30g。7剂，水煎服，日1剂。②水蛭2g，蛀虫2g。7剂，研粉，黄酒吞服，日1剂。

7剂服完，患者颜面部水肿较前消退，胸闷气促等症状亦减轻，实出乎笔者意料，后病理明确为腺癌伴EGFR基因突变，予以靶向治疗配合中医药治疗。

当然，该患者的取效与合用四逆散不无关系。患者呈现出一派少阳枢机不利的证候，与四逆散证恰好合拍，而当归芍药散活血利水，则枢机利，水饮除，故收效较快。

总之，血贵乎和，贵乎活，贵乎养；湿胜于燥，胜于利，胜于渗。

## 9. 外师造化，中得心源

笔者读到清代唐容川在《血证论》中的一段描述，可谓从临床实践出发，深得仲景临证心法。唐氏云："有瘀血流注，亦发肿胀者，乃血变成水之证。血既变水，即从水治之。宜照上诸方（指五皮饮、五苓散、猪苓汤等方）再加琥珀、三七、当归、川芎、桃仁、蒲黄，以兼理其血，斯水与血源流俱治矣。"这种处方变通的思路，值得我们学习和借鉴。

笔者发现，对于瘀水互患出现水肿的患者，单用活血化瘀或单用利水消肿均不能达到良好的消肿效果，须两法并用，方能获得良效。

因此，笔者认为有瘀血见证者，运用当归芍药散血水同治，是不错的选择。

比如，术后、产后等引起的下肢深静脉血栓，笔者认为是血分为病，瘀血停滞，致使水行不利，故见肢体水肿。同理，如肿瘤相关性深静脉血栓，从病机上看，亦是瘀血为患，故有不少证型亦符合此方证的病机，可以试用。

当然，从当归芍药散总体的趋向性来看，还是偏于治疗胸腹部疾病为主，方剂原文即是明证。若要治疗头面、四肢百骸等病证时，可以有所调整，可加味或合方，使其趋向性更加明确，则起效更捷。

唐代画家张璪曰："外师造化，中得心源。"(《历代名画记》)我们能够从当归芍药散方中收获的，不仅是学习仲景的一个方、六味药，而更应该是一种分析病证的思路、一条解决问题的规律、一把打开仲景学术思想的钥匙。

# 十七、桂枝茯苓丸
## ——应用血水理论抗肿瘤的代表方

### 1. 一张寺庙方

2005 年夏季，在我的笔记本里记下了一则很有意思的事情。

曾在老家的一家药铺遇到一位老者来抓药，说他有一个家传秘方，治好了他老伴的卵巢癌，秘方是他父亲从一个寺庙里求来的，已经四十几年了。老者说，他老伴 4 年前得了卵巢癌，在省城里做了手术，但是医生明确告诉他是一个姑息手术，肿瘤并没有切干净，也做了多次化疗，之后就开始服用家传秘方至今。问其处方是什么，一开始他还不肯说，后来知道了我是学医的，便从裤兜里拿出一张皱巴巴的破旧黄纸，上面用灰黑色的碳素墨水写着 5 味药，我定睛一看，就是桂枝茯苓丸！只是现在每味药具体的剂量已经记不起来了。

我想，这个患者的卵巢癌诊断应该是明确的，而服用桂枝茯苓丸后病情得到控制，有点出乎我的意料。思之，这当中肯定有值得探究的地方。

桂枝茯苓丸药味非常的简单，桂枝、茯苓、芍药、丹皮、桃仁，就 5 味药。

在这 5 味药当中，根据血水理论，我们很容易就能把这个方子拆成两组药对，桂枝、茯苓为水药，芍药、丹皮、桃仁为血药。

因为桂枝茯苓丸亦是血水同治方，一般医家归为攻消剂，但为了紧跟上篇血水理论，故放于和剂之中。若从血水不和解，则归属于和剂亦不为过。

### 2. 水药解

桂枝、茯苓，是仲景方中常见的药对组合，是为水药。

以桂枝、茯苓为基础的一类处方，俗称苓桂剂，如苓桂术甘汤、苓桂枣甘汤、五苓散等，皆以治疗水液代谢异常所致病证为主。

桂枝，在《神农本草经》中称为牡桂，谓："味辛，温。主上气咳逆，结气，喉痹吐吸，利关节，补中益气。"笔者把桂枝列为水药，基于以下三点：

其一，成无己讲桂枝"利肺气"，《本草经疏》载桂枝"主利肝肺气"，而肺主通调水道，桂枝正是通过降肺气来利水道；其二，桂枝有解肌的作用，还可以通过调节玄府的功能来调节水液的敷布运行；其三，桂枝是一味辛温药，温散药有助于阴津的气化，《本草再新》则直言桂枝"消肿利湿"。

当然，桂枝还可以温通经脉，也有部分走血的功能。正如《长沙药解》言："桂枝，入肝家而行血分，走经络而达荣郁。"故妇科调经常用之，以女子以血为本也。

茯苓，是众所周知的利水药，《神农本草经》载其"利小便"，明确了其利水的功效。而《名医别录》则具体指明其可以治疗"大腹，淋沥，膈中痰水，水肿淋结"等水液病，同时阐述了其作用机理为"开胸腑，调脏气，伐肾邪……守中"。可见，茯苓能调节肺、脾、肾三脏而起到调节水液的作用，且其关键是"守中"，重点在脾。

### 3. 血药解

芍药、丹皮和桃仁为血药。

芍药，《神农本草经》未分白芍和赤芍，载："主邪气腹痛，除血痹，破坚积，治寒热疝瘕，止痛，利小便，益气。"其中具有"破坚积"的功效，这与肿瘤类疾病病机应该是吻合的。

丹皮，《神农本草经》谓："主寒热，中风瘛疭、痉、惊痫邪气，除癥坚瘀血留舍肠胃，安五脏，疗痈疮。"非常明确地提出了丹皮具有"除癥坚瘀血"的作用，亦合乎肿瘤之治。

丹皮，乃仲景方中常用的化瘀药，主要见于《金匮要略》中，除了桂枝茯苓丸，尚有温经汤、大黄牡丹汤、肾气丸、鳖甲煎丸等。我们不难发现，仲景方中运用丹皮，皆以治腹中疾患为主，如大黄牡丹汤治"少腹肿痞"、温经汤治"少腹寒"、肾气丸治"少腹拘急"等。因此可以说，丹皮以治腹中瘀血为擅长，故适合腹腔内肿瘤性疾病的治疗。

桃仁，《神农本草经》云："主瘀血，血闭癥瘕。"《名医别录》也说桃仁可以"破癥瘕"。这与肿瘤的瘀血证机亦是相合的。

## 4. 原文提要

接下来，我们再来看一看仲景原文。

《金匮要略·妇人妊娠病脉证并治》："妇人宿有癥病，经断未及三月，而得漏下不止，胎动在脐上者，此为癥痼害；妊娠六月动者，前三月经水利时胎也；下血者，断后三月衃也；所以血不止者，其癥不去故也，当下其癥，桂枝茯苓丸主之。"

历代注解本方的医家非常多，如徐忠可在《金匮要略论注》中云："此方去瘀之力不独桃仁，癥者阴气也，遇阳则消，故以桂枝扶阳而桃仁愈有力矣。其余皆养血之药也。"徐氏未指出丹皮的消癥作用，有失偏颇。周扬俊《金匮玉函经二注》的分析则比较中肯："桂枝、桃仁、丹皮、芍药能去恶血；茯苓亦利腰脐间血，即是破血。然有散有缓、有收有渗，结者散以桂枝之辛；肝藏血，血蓄者肝急，缓以桃仁、丹皮之甘；阴气之发动者，收以芍药之酸；恶血既破，佐以茯苓等之淡渗，利而行之。"周氏说茯苓亦能破血，源自《医学启源》的"除湿，利腰脐间血"，似显牵强。但是桂枝茯苓丸治疗癥病应是无疑的。

从原文来看，本方的着眼点除了"癥"之外，主要还有"漏下""下血"，显然与出血相关。笔者认为，医者临证之时千万不能拘泥于有无出血，只要是有瘀血者皆可使用。同时，也不必拘泥于当下有无出血症状，曾经有过异常出血亦可作为使用指征，所谓离经之血即是瘀血也。

胡希恕先生言："本方不仅能治妇人癥病下血，且无论男女因瘀血而下血或其他血证，不宜桃核承气汤攻下者，大多宜本方。"胡老将本方证视为桃核承气汤证之缓者，可从。

瘕者，真也，征也。癥，应该是确切的、可以探及的肿块。从临床上看，腹部的良、恶性肿瘤都应该包括在内。

"宿"字，说明本病的病程较为长久，这也符合肿瘤的发病过程，且无论是良性还是恶性。

女子以血为本，妇科肿瘤与经血的关系尤为密切。临床上妇科肿瘤往往有月经异常的表现，比如子宫肌瘤常见月经量多、子宫内膜癌或宫颈癌皆有异常出血，类似于"漏下""下血""血不止"等。因此，妇科肿瘤多见血分之病，而血分先病，易引起水分为病。因此，桂枝茯苓丸可作为妇科肿瘤血水互病之主方。

## 5. 治良性妇瘤

从临床报道来看，桂枝茯苓丸治疗妇科良性肿瘤比较多，包括子宫肌瘤、卵巢囊肿等。从仲景原文描述来看，似乎也与子宫良性肿瘤表现类似。

临证中，须注意妇科良性肿瘤水分病的表现是多变的。有些患者表现为带下异常、会阴潮湿等外在征象，有些则为盆、腹腔积液等内在异常。

血与水，可以不分清哪个在先、哪个在后，因为其本身就是血水同治。

血与水，必须要分清哪个为主、哪个为次，因为血药与水药之比例可有不同。

**案例** 郎某，女，46 岁，教师。初诊时间 2014 年 7 月 9 日。

患者诉月经过多七八年，间断予以服用逍遥丸、当归养血丸等治疗，效果不明显。今查妇科 B 超示"子宫肌瘤大小约 4.3cm×4.0cm"，血常规提示"血红蛋白 89g/L"。医师建议手术治疗，患者意欲寻中药治疗而来诊。

刻下：月经净后 1 周，时有头晕，偶有脑中隐痛，偶有耳鸣，睡眠欠佳，纳可，小便畅，大便偏干，带下色白、量偏多、无异味。唇偏暗红，舌淡红，苔薄浊，脉弦。既往月经周期尚准，经期 6～8 天，唯经行量多，色泽偏暗，有血块。证属瘀血内结胞宫，水湿下注。拟桂枝茯苓丸加味治疗。

处方：桃仁 12g，赤芍 12g，炒丹皮 12g，桂枝 12g，茯苓 15g，炒苍术 9g，炒黄柏 9g。14 剂，水煎服。

复诊时，患者诉白带减少，月经尚未来潮，嘱经前 3 日开始服药。

处方：桃仁 12g，赤芍 12g，炒丹皮 12g，桂枝 12g，茯苓 15g，生蒲黄 30g（包煎），五灵脂 30g（包煎）。10 剂，水煎服。

三诊时，患者诉此次月经量较以往减少，略有痛经。予以桂枝茯苓丸原方续服 6 个月余，月经量已基本正常，复查子宫肌瘤缩小至 1.1cm×1.2cm，予以暂停服药观察。

## 6. 治妇科恶性肿瘤

妇科恶性肿瘤散见于中医"癥瘕""积聚""石瘕""五色杂

"带"等病证之中。

如《素问·骨空论》云："任脉为病，女子带下瘕聚。"尤其是《内经》关于"石瘕"的论述，笔者认为对认识妇科肿瘤不无裨益。《灵枢·水胀》云："石瘕生于胞中，寒气客于子门，子门闭塞，气不得通，恶血当泻不泻，衃以留止，日以益大，状如杯子，月事不以时下。"其中"恶血当泻不泻，衃以留止，日以益大"，写得非常有深意，非常贴近肿瘤临床。

张景岳更是总结前人之说，在《景岳全书》中提出癥瘕乃瘀血为患："血留滞作瘀，唯妇人有之。其证则或由经期，或由产后，凡内伤而血留，或忧思伤脾，气虚而血滞，或积劳积弱，气弱而不行，总由血动之，余血未净，而一有所逆，则留滞日积，而渐日积，而渐以成癥矣。"

另如《诸病源候论》指出："妇人新产，未满十月起行，以浣洗太早……若居湿席，则化生青瘕。"说明妇科肿瘤与"湿"不无关系。女子胞居于下焦，属于阴位，易于受水湿之害。

因此，桂枝茯苓丸作为血水理论的代表方，对于妇科恶性肿瘤的某一类证型、某一病机或某一阶段，无疑是合适的。

笔者常用该方治疗各类妇科恶性肿瘤，如卵巢癌、宫颈癌、子宫内膜癌等，当然男子下腹部的肿瘤亦可选用，如肠道肿瘤、腹腔肿瘤等。一般症见腹部包块可及或术后状态，腹部挛急，时有隐痛，面色暗红或无华，头目眩晕，心悸不宁，月经异常，或阴道异常出血，小便不利，大便多偏干。舌质一般紫暗，或有瘀斑，脉涩。

笔者临证时往往会进行加味或合方用之。常加药物如墓头回、莪术、龙葵、夏枯草、皂角刺、白毛藤等；常用合方如逍遥散、香棱丸、薏苡附子败酱散、消瘰丸等，随证而治之。

**案例** 王某，女，71岁，农民。

患者于2013年年初因"腹水"就诊当地医院，查B超考虑卵巢癌，同时存在肝Ⅶ段转移灶。无法手术治疗，予以紫杉醇联合卡铂化疗6个周期。寻余诊治。

见患者为化疗后予以益气养血处方治疗，患者觉身体恢复尚可。之后定期复查，示卵巢肿瘤灶明显缩小，肝转移灶未见。至2014年初，患者腹胀再作，复查示肿瘤增大明显，肝转移灶复发。再予以之前化疗方案化疗4个周期，因骨髓抑制较明显，暂停化疗。复查影像学检查示肿瘤明显缩小，左侧卵巢肿瘤3.3cm×4.2cm，肝转移灶大小约2.4cm×2.8cm。于2014年8月12日复诊，先投以胶艾汤合圣愈汤，待血三系基本恢复后，予以桂枝茯苓丸合当归贝母苦参丸加减。

处方：桂枝15g，茯苓15g，赤芍15g，丹皮15g，桃仁15g，莪术15g，皂角刺12g，夏枯草30g，浙贝母12g，炒当归10g，苦参12g，生姜6片。14剂，水煎服。

患者诉服药后反应良好，无明显不适。予以桂枝茯苓丸合逍遥散出入。

处方：桂枝10g，茯苓12g，赤芍12g，丹皮10g，桃仁10g，柴胡10g，当归10g，白术12g，莪术12g，浙贝母12g，皂角刺10g，炙甘草6g。14剂，水煎服。

之后皆以桂枝茯苓丸为基础加减治疗，或合以逍遥散，或合以归芍六君子汤，或合以香棱丸等，反复治疗 3 年余，患者肿瘤未见明显增大，体质较好，生活质量高。一日，患者家属来门诊，而未见患者本人来，家属诉患者半月前已死于脑出血，并对我前面的肿瘤治疗表示感谢。吾甚惋惜之。

## 7. 剂型的考究

桂枝茯苓丸的药物，并不算是峻伐之品，但仲景未用汤剂，而取丸剂，其意何在？

桂枝茯苓丸在陈自明《妇人大全良方》中称为夺命丹，用其治"妇人小产，下血过多，子死腹中，其人憎寒，手指、唇口、爪甲青白，面色黄黑，或胎上抢心，则闷厥欲死，冷汗自出，喘满不食，或食毒物，或误服草药，伤胎动气，下血不止。若胎未损，服之可安；已死，服之可下。以蜜丸为弹子大，每服一丸，细嚼淡盐汤送下。速进两丸，至胎腐烂腹中，危甚者，定可去除"。读之，令人心惊，似真有夺命之功。

陈士铎《万病回春》将此方改丸作汤，称之为"催生汤"，用于"候产母腹痛腰痛，见胞浆水下方服"。可见此方化瘀生新的作用是比较强的。

仲景在原方后注云："右五味，末之，炼蜜为丸，如兔屎大，每日食前服一丸，不知可渐加至三丸。"指出运用该方，其剂量也因人而异，需随证增减。而仲景一般只有运用峻药时才会考虑不同剂量的使用，比如使用附子有小大之分，也说明桂枝茯苓丸的作用比较强烈。

同时，癥病不可速消，需要一个长期的过程。因此，作成丸剂服，尚有慢病缓图之意。

本方若采用丸剂，笔者的常用剂量为：桂枝120g，茯苓120g，丹皮120g，桃仁120g，赤芍120g。上五味，研细面，炼蜜和丸，每丸6g重，每日空腹服1～3丸，基本可以服用1个月左右。而汤剂的基本剂量，每味药在9～15g之间。

**案例** 崔某，男，68岁，工人退休。2014年5月21日初诊。

患者诉3年前出现腹胀，在当地医院就诊发现有腹水，进一步检查诊断为结肠癌，予以手术治疗后，第二年即复发，并出现肝转移。予以化疗20余周期，患者不耐受而终止化疗。转而求中医药诊疗。

刻下：患者经多次化疗后体格尚壮实，面色尚红润，腹略满，下肢皮肤色素沉着而粗糙，纳可，睡眠一般，大便正常，小便通畅，唇暗红，舌暗红有瘀点，苔薄白，脉弦紧。既往有高血压病史20余年，血压控制尚可。证属痰瘀互结下焦，拟桂枝茯苓丸合香棱丸加减。

处方：桂枝15g，茯苓15g，赤芍15g，丹皮15g，桃仁15g，莪术15g，三棱15g，木香6g，丁香6g，炒枳壳15g。14剂，水煎服。

并予以散剂：守宫12条，水蛭60g，煅牡蛎120g。三药研粉，随汤剂吞服，每服6g。

上方加减治疗1年余，患者病情稳定，无明显临床症状，腹部不胀，二便如常。治疗过程中，屡次建议患者行影像学检查，患者拒绝，曰："我感觉甚好，做何复查？我的感觉即是最好的检查。"笔者不复再言，思之，亦不无道理。

之后，为方便患者长时间服用，而改为蜜丸，以兹缓图，基本两个月左右换一次方。基本以下方加减为主。

处方：桂枝 120g，茯苓 120g，赤芍 120g，丹皮 120g，桃仁 120g，莪术 90g，三棱 90g，木香 30g，丁香 30g，炒枳壳 90g，青皮 60g，守宫 9 条，水蛭 30g，全虫 30g，干蟾 30g。1 料，研粉蜜丸，每丸重 6g。每服 1～3 丸，日两服。

患者至今尚健在，只是不肯复查 CT，平素查肝肾功能、血常规皆基本正常。

## 8. 治卵巢癌合并腹水

腹水是卵巢癌最常见的并发症。

从病机上来看，逃不出血瘀而水停，所谓"血不利则为水"。无论是寒凝血瘀也好，还是气滞血瘀也罢，血行瘀滞，必然导致津液敷布障碍。卵巢癌患者，往往出现腹腔或盆腔积液，大多是瘀血作祟。

此种腹水纯利水肯定无效，根据血水互病理论，理应联合化瘀法。

**案例** 刘某，女，49 岁。2017 年 9 月 19 日初诊。

主诉：卵巢癌术后 2 年余，腹胀 1 月余。2 年前初发时，术后予以化疗 4 周期，后未定期复查。今复查腹部超声示中等量腹盆腔积液。家属及本人十分愿意化疗，只是当下体力不支，希望服中药来改善体质状态。

症见：神疲乏力，面色青黄而消瘦，寡言少语，腹胀，入夜更甚，时有矢气，矢气则略舒，纳差，眠可，小便少，大便溏薄。舌质淡胖而紫暗，苔白薄腻，脉细。中医辨证：肝脾不和，气滞血瘀证。治以理肝和脾，活血利水。拟桂枝茯苓丸合逍遥散加减。

处方：党参 15g，茯苓 30g，桃仁 15g，炒赤芍 15g，牡丹皮 15g，莪术 15g，桂枝 15g，水蛭 1.5g（吞服），柴胡 12g，炒当归 12g，炒白术 15g，龙葵 12g。7 剂，水煎服。

患者服完 7 剂后来复诊，诉服药后小便量逐渐增加，腹部即随之宽松了不少，胃纳也略微开了一些，此次来复诊，精神状态也较佳。效不更方，前方略做加减，继服 1 月余后，人已判若两人，遂开始化疗，并配合中药调气养血之方巩固。

桂枝茯苓丸利水作用较弱，故临证中会合用渗湿利水之剂。但利水又易伤阴，笔者临床上经常见一些卵巢癌并发腹盆腔积液的患者使用速尿（呋塞米）针，几天之后即可见舌质变红，有些患者甚至舌苔开始剥脱，这就是典型的利水伤阴。同时卵巢癌晚期患者阴液亏虚者不在少数。针对此类患者，可以采用育阴活血利水法。仲景方猪苓汤是一个育阴利水法的代表方，方中阿胶即是为育阴而设，另如肾气丸中地黄、山萸肉亦属此例，皆可效仿。

从合方角度讲，笔者认为增液汤、沙参麦冬汤、一贯煎、六味地黄丸等可供选择。

　　临床上，笔者经常在桂枝茯苓丸基础上，加用楮实子一味。笔者认为，楮实子具有较好的利水养阴作用。《名医别录》云楮实子"主阴痿水肿，益气"，《本草思辨录》言楮实"补阴申阳"。《素问病机气宜保命集》中记载的楮实子丸即以楮实子为主治疗"水气鼓胀，洁净府"，说明楮实子是一味较好的育阴利水药。

# 十八、半夏泻心汤

## ——和寒热，调虚实：治疗化疗相关性胃肠反应

### 1. 三才之道

《经》云："寒者热之，热者寒之，虚者补之，实者泻之。"作为基本治则，寒热虚实病证的治疗，无非如此而已。

但仅仅如此是远远不够的，因为临床上患者的病证是千变万化、错综复杂的，因此，仲景别出心裁，发前人之未发，补充并创立了寒温并用、补泻兼施的治则，为后世辨治复杂病机的病证提供了范式。

《中庸》曰："喜怒哀乐之未发，谓之中。发而皆中节，谓之和。中也者，天下之大本也。和也者，天下之达道也。致中和，天地位焉，万物育焉。"中医向来注重中和之道。和其不和者，是为和也。

和法是折中的，是中庸思想指导下的治疗法则，它给处理临床错综复杂的病证指明了方向。

天地人，三才之道。一分为三，有时候显得比一分为二更灵活好用。

从实际来看，临床上仅仅用温法、清法或补法、泻法是不全面的，必须还有温清合用、攻补兼施之法，即和法。三法并

立，互相补充，充分体现了"三才"思想在临证治法上一分为三的思路。

《黄帝内经》尤其是《素问·热论》，对三阳三阴的治疗充分体现了汗、泄二法的重要性，但似不足以概括临床治疗的全部。而仲景《伤寒论》以六经辨治方法的出现，才可以说治法基本上完整了。

临床上的病证并不是非热即寒、非实即虚，大部分情况往往是错杂的。笔者相信，寒热并用法的确立，仲景一定是建立在对临床经验的全面总结和充分理解的基础上的。

可以说，寒热并用、攻补兼施这种折中调和的方法，是对临床现实复杂性的一种妥协让步。当临床所见属于寒热错杂、虚实夹杂的情况时，用药不能有偏废，必须采用二者兼顾的方法。

而寒热并用、虚实兼顾的半夏泻心汤即是和法的典型代表。

## 2. 辛开苦降的法门

《素问·灵兰秘典论》云："脾胃者，仓廪之官，五味出焉。"脾胃居于中央，一升一降，出入当序，否则升降失序、寒热不调、湿邪内生，则脾胃衰矣。

半夏泻心汤，来自小柴胡汤证的演变结局。

小柴胡汤证的核心病机在于"血弱气尽，腠理开，邪气因入，与正气相搏，结于胁下"，因此，处方用人参、甘草补胃气，半夏、生姜化胃饮。小柴胡汤证患者，如果胃气的力量素来羸弱，则邪气不能出表而流滞，邪热弛张，脾胃升降失序而出现痞证。相反，若胃气力量强壮，则或病愈，或转成大陷胸汤、大柴胡汤证等。

小柴胡汤是和解法的发端，是少阳病正治的代表方。半夏泻心汤即是小柴胡汤以干姜易生姜，去柴胡加黄连而成。两者虽同为和解法，然小柴胡汤证偏表实热证，半夏泻心汤证偏里虚寒证；小柴胡汤治外感，半夏泻心汤疗内伤。

寒热错杂证，仲景开创了辛开苦降的法门。

气机的升降出入在半夏泻心汤中可谓体现得淋漓尽致。气机，无非升降出入，而半夏泻心汤的组成，从气机的方向上来看，向上向外，仲景用辛药宣发；向下向内，仲景用苦药降敛。气机调畅，则病邪自尽。同时，本方攻补兼施，既有芩连的泻，又有参草的补，进而补则升、泻则降。

关于半夏泻心汤的方义分析，笔者认为尤在泾《金匮要略心典》的释义尤为贴切："邪气乘虚，陷入心下，中气则痞；中气既病，升降失常，于是阳独上逆而呕，阴独下走而肠鸣。是虽三焦俱病，而中气为上下之枢，故不必治其上下，而但治其中。黄连、黄芩苦以降阳，半夏、生姜辛以升阴。阴升阳降，痞将自解；人参、甘草则补养中气，以为交通阴阳上下之用也。"

方中以半夏为主药，其性辛温，燥湿化痰，降逆止呕，消痞散结，尤以降逆见长，擅长止呕，所以被誉为降逆止呕之圣药。陈念祖《本草经疏》云："仲景诸方加减，俱云呕者加半夏。"干姜辛热，专长温中，善除里寒，通阳气，去痼冷，辛开温通。黄芩、黄连苦寒泄热，厚肠止利。以上四药寒热并用，辛开苦降。因本证是中气素虚或误下伤中，故不用大黄泻之，而用人参、甘草、大枣甘温补中益气。

笔者把半夏泻心汤分为三个药物组合：即人参、大枣、甘草扶正补气而生津为本，干姜、半夏温化寒饮为辛开，黄芩、黄连清热泻火为苦降。

### 3. 原文点津

半夏泻心汤，《伤寒论》和《金匮要略》皆有相关条文，因此，我们应该相互参照原文来解读。

该方首载于《伤寒论》第149条："伤寒五六日，呕而发热者，柴胡汤证具，而以他药下之，柴胡证仍在者，复与柴胡汤。此虽已下之，不为逆，必蒸蒸而振，却发热汗出而解，若心下满而硬痛者，此为结胸，大陷胸汤主之。但满而不痛者，此为痞，柴胡不中与之，宜半夏泻心汤。"

说明半夏泻心汤证是由小柴胡汤证误下，导致脾胃损伤而出现的痞证。而小柴胡汤证本身就存在着脾胃亏虚，误下，显然犯了虚虚实实之戒。同理，误吐也容易出现半夏泻心汤证的结局。

另一条出现在《金匮要略·呕吐哕下利病脉证治》篇中："呕而肠鸣，心下痞者，半夏泻心汤主之。"

实际上，《金匮要略》的这条原文更加简洁明了，除了"痞"作为主要的临床表现之外，还列出了痞塞不通的另外见证，在上则为"呕"，在下则为"肠鸣"，此处肠鸣一般代称下利。而且这条原文出在"呕吐哕下利"篇中，其主治也显得一目了然。而这样的痞满、呕吐、下利、肠鸣则用半夏泻心汤治疗。

皆知半夏泻心汤治痞，那何谓痞证？

痞证病名首见于《内经》，称之为"否""痞""痞塞""否满""心下否"等。如《素问·至真要大论》："心胃生寒，胸膈不利，心痛否满。"《素问·五常政大论》："备化之纪，气协天休，五化齐修……其病否。""卑监之纪，是谓减化，化气不令，生政独彰……其病留满痞塞。""地乃藏阴，大寒且至，蛰虫早附，心下否痛。"

《易经》中对"否"卦的描述，是指乾上坤下，天地之气不能交通。《序卦传》说："泰者通也，物不可以终通，故受之以否。"因而，"天地不交而万物不通，上下不交而天下无邦"。《丹溪心法》曰："痞者与否相同，不通泰也。"《伤寒论条辨》云："痞，言气隔不通而否塞也。"因此，痞阐释为上下闭塞，阻隔不通，根本病机在于气机窒塞不通。

《伤寒论》涉及痞证形成的发病过程有两条条文。

《伤寒论》第131条："病发于阳，而反下之，热入因作结胸。病发于阴，而反下之，因作痞也。"病发于阴，指素体脾阳不足，一经误下，则邪气内陷，损伤脾胃，气机升降失常，壅滞于中，形成痞证。

《伤寒论》第 151 条："脉浮而紧，而复下之，紧反入里，则作痞。按之自濡，但气痞耳。"此条指太阳表证误用下法，邪气乘虚内陷，导致气机痞塞，寒热夹杂，则成痞证。

那么痞证的寒热错杂到底是如何个错杂法？有很多学者认为，寒热互结是结在胃中，故又称"胃痞"。

笔者认为，此说不可从。试问在胃腑中，寒热是如何错杂的？按常理来理解，寒和热在一起，不是变成不温不凉了吗？寒和热显然是不可能在一个脏或一个腑中发生。

笔者的理解是：此寒为脾寒，此热为胃热。进一步说，此寒热错杂是一个状态，是指同时在一个患者的身上出现上热下寒，表现为胃热上冲和脾阳受损同时存在的一种复杂矛盾状态，而非寒热错杂在一脏一腑。

胃热上冲，多表现为口腔溃疡、口苦、反酸、烧心、心烦、呕吐、嗳气、痤疮等症；脾阳损伤，多表现为腹冷、泄泻、畏寒、肢冷等症。当然，脾寒和胃热的中间状态，必然是气机不通的"心下痞"。

## 4. 与化疗相关性胃肠道反应对举

临床上，化疗相关性胃肠道反应主要有恶心呕吐、腹泻、血便、腹胀便秘、腹痛等症，而以呕吐最为常见。

从西医机制来解释，就是胃肠道黏膜细胞和骨髓细胞同属增殖型细胞，具有高度生长功能，所以胃肠道黏膜细胞对化疗药物均敏感，在用药数小时内即可出现毒性反应。一般而言，消化道的反应通常较骨髓抑制出现得早。

笔者时常会问患者，怕不怕化疗？很多患者都会说，化疗掉头发倒不可怕，就是呕吐反应着实让人遭罪。确实如此，中医讲"吐下之余，定无完气"，呕吐对人体精神状态无疑是一种摧毁。

恶心和呕吐是化疗药物引起的最常见的早期毒性反应，严重的呕吐可导致脱水、电解质失调、衰弱和体重减轻，并因进食受到影响而造成氮负平衡，从而削弱患者对化疗药物的耐受性，并可能导致患者拒绝化疗。从实际统计来看，确实有很大一部分患者因为无法坚持完成规定疗程的化疗周期数而终止了治疗，这也是日后疾病复发进展的重要原因之一。

实际上，消化道反应可直接由药物刺激引起，也可由于药物对消化道黏膜修补增生抑制所引起，还有很大一部分患者是通过神经精神因素引起的。化疗引起的呕吐可分为三种：急性呕吐、延缓性呕吐和预期性呕吐。这种预期性呕吐，就是由于恐惧和焦虑对高级神经中枢的刺激而产生的恶心和呕吐，一般女性常见，中医一般可归为"呕吐"病。

《素问·举痛论》曰："寒气客于肠胃，厥逆上出，故痛而呕也。"《素问·六元正纪大论》曰："火郁之发……疡疿呕逆。"《素问·至真要大论》曰："久病而吐者，胃气虚不纳谷也。"从这些论述可知，六淫之邪皆可致呕，而以寒邪、热邪、胃气虚为主要因素，这就与半夏泻心汤证脾虚为本、寒热错杂的主要病机不谋而合了。

呕吐发生的直接病机是胃气上逆，因此和胃降逆是最直接的治疗法则，但应该在辨别虚实的情况下采取和胃降逆的方法。

《景岳全书·呕吐》谓："呕吐一证，最当详辨虚实。实者有邪，去其邪则愈；虚者无邪，则全由胃气之虚也。所谓邪者，或暴伤寒凉，或暴伤饮食，或因胃火上冲，或因肝气内逆，或以痰饮水气聚于胸中，或以表邪传里聚于少阳、阳明之间，皆有呕证，此皆呕之实邪也。所谓虚者，或其本无内伤，又无外感，而常为呕吐者，此即无邪，必胃虚也。或遇微寒，或遇微劳，或遇饮食少有不调，或肝气微逆，即为呕吐者，总胃虚也。凡呕家虚实，皆以胃气为言。"

呕吐的诊治虽然以虚实为纲，但由于化疗引起的呕吐常常是一种虚实夹杂证。此类呕吐，往往是在素体脾胃不足的状态下发生。笔者发现，一些素体脾虚的患者，更容易引起药物性呕吐。而半夏泻心汤方证的核心病机是符合少阳证演变规律的，也是以"血弱气尽"为基础。同时，也有研究表明半夏泻心汤有稳定情绪的作用，故用于治疗神经性呕吐亦可。因此，以半夏泻心汤类方治疗化疗药引起的呕吐是可行的。

同时，化疗药物导致腹泻的发病机理与呕吐基本相同，其中尤其以伊立替康为代表的药物所引起的顽固性腹泻最为严重，有时甚至是致命的。从中医角度看，此类腹泻总体亦是一种虚实夹杂证。可喜的是，已有高质量的研究表明，半夏泻心汤类方治疗此类腹泻不仅疗效确切，而且内在机制亦比较明确。笔者认为，其经验可作为临床的重要参考和佐证。

当然，化疗药物引起的便秘腹胀，也是非常普遍。化疗之后，很大部分的患者都有脾胃运化不足、腑气不降的征象，表现为脘腹胀满、不思饮食、食则胀甚、大便不畅等。这就是"痞"。

总之，化疗相关性胃肠道反应，总体上显现出虚实夹杂的病机规律，符合少阳病。

首先，肿瘤患者从病机上而言，总体属虚或虚实夹杂，有少阳病的发病基础。

其次，化疗药物可以归属于"攻毒药"，属于以毒攻毒的治法，属于"大毒"药物。《素问·五常政大论》讲："大毒治病，十去其六。"毒药治病，必耗正气，其结果类似于"误吐""误下"等导致的副反应。

其三，化疗药物导致的副反应，总体以脾胃肝肾损伤首当其冲，脾胃受损，气机升降失司，清气不升，浊阴不降，而变生吐利之证；其次以痰饮、气滞、瘀血等为主要病理产物。

因此，半夏泻心汤治疗化疗药物引起的胃肠道反应颇合病机。

**案例** 陈某，男，64岁。2016年3月5日初诊。

患者2015年5月体检发现肿瘤标志物CEA升高，大于20ng/mL，进一步行胃镜检查：胃角溃疡，首先考虑癌。2015年5月13日病理报告提示"印戒细胞癌，部分中分化腺癌"。查骨骼ECT：左侧肱骨上段局部骨代谢增强；PET-CT示胃角部胃壁局部增厚伴 FDG 异常升高，胃小弯侧、肝门部、胰头旁及腹膜后腹主动脉旁多发淋巴结转移，局部髂骨翼 FDG 异常局灶性增高，不排除骨转移，遂未行手术治疗。后于 2015 年 6 月 27 日起，予以替吉奥联合奥沙利铂化疗 9 个周期。其间复查腹部 CT，病情、病灶均稳定。

现为末次化疗后 5 天，出现心下痞满，食后嗳逆吞酸，消化甚难，服奥美拉唑肠溶胶囊、达喜片后，病不见轻，反有莫名不适之感。望其面色萎黄，形体消瘦，腹中肠鸣，大便溏薄而黏腻，舌淡红，苔薄黄。切其脉，沉滑无力。诊其腹，心下痞，按之无压痛。询知食冷则脘胀益甚，夏日不能食冰物，冬不耐寒。审症察脉，此乃中州虚弱，升降失司，形成上热下寒之痞塞局面。论其治则，平调寒热为法，则半夏泻心汤可用。

处方：半夏 15g，黄芩 12g，黄连 5g，炙甘草 6g，党参 15g，干姜 12g，红枣 15g，炒枳壳 15g，苍术 6g。7 剂，水煎服，浓煎，小口频服。

药后症状改善明显，续以香砂六君丸调理善后。


## 5. 治呕在于和胃

和法，少阳的正治之道。上文已述及，若偏于里，则用半夏泻心汤。若偏于表，则小柴胡汤亦是一张治疗化疗相关性胃肠反应的良方。"呕而发热者""心烦喜呕""胸胁满而呕""不大便而呕""时时哕""干呕不能食"等，皆是小柴胡汤证常见的消化道症状。因此，小柴胡汤作为半夏泻心汤的衍化方，是非常适合病位偏于表的化疗相关性胃肠反应患者的。

而半夏泻心汤和小柴胡汤皆有一个共同方根，即小半夏汤，半夏和姜两味药。

在《神农本草经》中，姜尚未分生姜和干姜，只言"生者尤良"。干姜和生姜属于同种药物的不同炮制品，总体药性是类似的，皆有和胃止呕之效。《金匮要略·呕吐哕下利病脉证治》曰："诸呕吐，谷不得下者，小半夏汤主之。"说明半夏泻心汤和小柴胡汤中两个方证中与呕吐单证相对应的就是小半夏汤。同时，小半夏汤和半夏泻心汤同属"呕吐哕下利"一篇，皆为治呕要方。

当然，作为对症的简易方，小半夏汤亦可在临床上使用，如尾台榕堂《类聚方广义》言："呕吐甚，或患者恶汤药，呕吐恶心，不能服对症方者，皆宜兼用此方。"

**案例** 陶某，53岁，女性。2017年6月6日通过友人介绍为其网诊。

患者2个多月前因"黑便"就诊当地医院，行胃镜检查后诊断为胃癌，现已确诊2月余，已于1个月前行"胃癌根治术"治疗，术后病理为"中分化腺癌"。患者2天前开始化疗，方案为FOLFOX6。今午后起出现恶心呕吐，伴头晕目眩，呕吐物俱是清水涎沫，大便素来偏溏，感乏力，纳食锐减，视其舌质淡而略胖、苔白而腻，脉不能得。思之，此必为胃气素虚之人，而化疗后痰饮为患，故拟予以小半夏汤截之。遂嘱家属去药店抓药，自行煎煮。

处方：姜半夏15g，生姜30g。3剂，水煎，浓煎成100mL，多次少量频服。同时，正值嫩姜当季，日间余隙尚可服用生姜汁。心下不舒时，亦可常常按摩内关穴。

结果，患者服本方2剂后吐止，化疗顺利进行。

胃气上逆是引起呕吐的直接病机，而化疗相关性呕吐，往往是在脾虚的基础上所发生的。脾虚则运化水湿失司，故往往多夹杂水饮，半夏泻心汤、小柴胡汤以及小半夏汤皆有良效，而半夏泻心汤和小柴胡汤更合脾虚为本的病机。

## 6. 半夏是为"和"

半夏有毒，已成共识。半夏的毒性，是指新鲜生半夏外面一层滑涎而言。观仲景用半夏，多未经炮制，仅注明"洗"，故当年仲景所用半夏很可能是生品。仲景用半夏的44方中，与生姜或干姜配伍的多达35方。姜与半夏配伍既可解半夏之毒，又可协同增效。半夏止呕，是针对高温煎煮后的半夏而言的。研究表明，经低温处理的半夏流浸膏和生半夏则有催吐作用，生半夏粉于120℃焙2～3小时，镇吐作用仍存在，而催吐作用则消失，可见其镇吐成分耐热，而催吐成分不耐热，提示用半夏一定要煎煮透。

我们概括半夏功效时谓"和胃化痰"，"和"乃是半夏最突出的特性。和者，和其不和也。使用半夏泻心汤以及其类方时，须始终抓住其"和其不和"的这个核心。

**案例** 杨某，男性，72岁，退休教师。2013年6月5日初诊。

主诉：胃癌术后1月余。患者于2013年3月下旬无明显诱因出现胃脘部疼痛，呈持续性；伴有恶心泛呕，嗳腐吞酸，纳呆神疲等症。4月初行胃镜检查示胃窦、大弯侧多发溃疡，边缘隆起，基底较硬。病理为：腺癌，部分为印戒细胞癌。4月15日行胃大部切除术。术后病理为：胃黏液腺癌，部分印戒细胞癌，癌组织侵及浆膜层并侵犯胃壁神经，胃窦大弯侧淋巴结转移1/6，切缘阴性。术后4周开始化疗，化疗后皆有呕吐反应。

刻下症见：消瘦貌，神疲倦怠，时有恶心，呕嗳酸腐，恶寒无汗，口干口苦，纳差脘痞，便溏，舌质淡红，苔薄，脉弦细。中医证属虚实夹杂证，为少阳病。予以和解半表半里，小柴胡汤加减。

处方：柴胡12g，炒黄芩10g，炒党参15g，姜半夏15g，生姜24g，炒麦芽45g，炒枳壳15g，炙甘草6g，大枣15g。7剂，水煎服，日1剂。

二诊时，患者诉恶心减轻，恶寒差，脘痞仍在，食谷不香，便溏，食稍多则大便黏滞，精神不佳。转用半夏泻心汤加减治疗。

处方：炒黄芩10g，炒黄连3g，炒党参15g，姜半夏15g，干姜12g，鸡内金6g（研粉吞服），炒枳壳15g，炙甘草6g，大枣15g。7剂，水煎服，日1剂。

三诊时患者诉刚化疗结束，诸症减轻，无明显呕吐反应。遂予以本方合用四君子汤、当归补血汤等加减出入善后。

半夏泻心汤的其他几个类方亦是同理。

总体上，几个方剂有统一的组方规律和一定的内在联系。具体来论，生姜泻心汤偏于下，甘草泻心汤偏于中，半夏泻心汤偏于上；黄连汤偏于寒多热少，附子泻心汤则偏于热多寒少。另外，干姜黄芩黄连人参汤亦在类方之列，其治则偏于中下。

**案例** 徐某，女，61岁，为我院一儿科医生亲戚。

患者2016年8月中旬因"体重下降"行支气管镜检查，考虑为"肺癌"。于2016年8月25日全麻下行肺癌根治术，术后病理：（右下）肺结节型（瘤体2.6cm×2.2cm×2.2cm），浸润性腺癌（乳头状生长为主，部分为腺泡状及微乳头状生长）侵及肺内支气管壁及脏层胸膜，可见脉管癌栓，转移或浸润至（右下肺支气管根部）1/2只、（右下肺内支气管旁）1/1只、（第2组）0/2只、（第4组）1/2只、（第7组）1/4只、（第9组）1/2只、（第10组）0/1只淋巴结阳性。分子检测结果（ARMS）：EGFR基因Ex21 L858R突变；EML4–ALK、ROS1未检测到基因融合类型。术后病理分期为pT2N2M0。后患者于2016年9～11月间先后行PC方案（培美曲塞0.8d1+卡铂600mg）化疗2个周期。西医诊断：①肺恶性肿瘤（术后T2N2M0 ⅢA期化疗后）；②子宫部分切除术后状态。

2016年11月20日诊见：患者有低热，昨日体温最高37.4℃，呕嗳不舒，微汗出，恶寒，腹鸣便溏日行二三次，乏力，纳呆，无呕血便血，无皮肤黏膜出血等。舌红，苔薄腻，脉沉弱。患者为老年女性，素体脾胃不足，邪毒滞留，息贲内生。肺主表，表虚不固，故畏寒汗出；化疗之后，药毒虽去病，但脾肾正气受损，脾胃升降失司，故上见呕嗳，下见泄利。治以健脾和胃、平调寒热之法，予以生姜泻心汤加减。

处方：生姜10g，姜半夏15g，干姜6g，黄芩12g，炒黄连5g，炒党参9g，生晒参6g，炙甘草9g，大枣30g。5剂，水煎服，浓缩。

药尽症平。

## 7. 临证参考

半夏泻心汤一般用于消化道肿瘤或各类肿瘤化疗后之寒热错杂证。症见上有呕吐，下有肠鸣或兼有下利，中有心下痞满但按之柔软不痛，纳呆，或食后作胀，口中黏腻或苦，舌淡红或红，苔薄腻或微黄腻，脉濡或滑。

其中有一种舌象，舌体偏胖，舌边尖或舌质偏红，而舌苔偏白或白腻，这是典型的寒热错杂证舌象，具有特征意义，笔者名之为寒热舌，尤其适合半夏泻心汤。

笔者常用的半夏泻心汤参考剂量：姜半夏12～15g，干姜6～12g，黄芩9～12g，炒黄连3～6g，炒党参9～15g，炙甘草6～9g，大枣15～30g。

临床上治疗呕吐，用方选药切忌繁杂，药多则气味不纯，更易引起恶心呕吐，应予以药专力宏之方，单刀直入，则取效快捷。比如临床上根据病情选择生姜绞汁服用也有一定的效果，笔者时常用之。

总体上讲，半夏泻心汤证属于少阳之阴证、里证，乃寒多而热少之虚实夹杂证。

临床上，若恶心明显，可加旋覆代赭汤或大黄甘草汤等；脾虚甚者，合四君子汤、六君子汤；湿浊重者，合枳术汤或平胃散等；阴虚者，可合用麦门冬汤、橘皮竹茹汤等。

半夏，《神农本草经》谓其可主"心下坚"，而甄权《药性论》亦谓"能除瘤瘿"。其本身就有化痰散结而抗肿瘤之作用。如李可老中医根据临床经验所创制的攻癌夺命汤加减治疗各种肿瘤，方中亦重用生半夏，谓其为消痰核、化瘤散结之要药。故笔者有时亦用本方加减治疗食管癌、胃肠道肿瘤见寒热错杂见证者。

**案例** 周某，男，73岁。2014年7月23日初诊。

患者9个月前因"进食后呕吐1周"就诊于当地医院，胃镜提示食管癌。2013年10月17日查胸部CT提示食管癌伴纵隔淋巴结转移考虑，右肺胸膜下多发结节，增殖结节可能，转移待排。2013年10月23日胃镜：食管癌；病理学检查（病理号201337209）：（食管中段）黏膜鳞状上皮重度异型增生性癌变。全身骨显像未见异常。2013年10月29日拟行手术治疗，因患者合并快室率房颤而放弃手术治疗。2013年11月13日～12月24日行食管瘤区及纵隔转移淋巴结放疗，其间将拟行同步化疗，家属拒绝，放疗过程顺利。后定期复查，病情基本稳定。昨日查血常规：WBC $4.1×10^9$/L，NE% 68.6%，HGB 111g/L，PLT $120×10^9$/L；生化：CA 2.03mmol/L，ALB 34.9g/L，ALP 132U/L，CK 288U/L；胸部CT：结合病史，食管癌，纵隔淋巴结肿大，两肺多发炎性病变，不排除放射性肺炎，右上叶间斜裂区小结节灶，建议随访。

刻下诊见：患者消瘦貌，面色萎黄，诉进食偶有哽咽滞涩，胸骨后隐痛，偶有干咳，少痰，晨起口苦，夜间口干，无畏寒汗出，无恶心呕吐等，胃纳尚可，大便时溏，小便利。舌红苔薄，脉细弦而硬。中医诊断：噎膈病（寒热错杂，阴虚痰毒证）。西医诊断：①食管恶性肿瘤、纵隔淋巴结转移放疗后；②放射性肺炎。

患者放疗之后，热邪伤阴，而素为脾虚之体，脾胃不健，运化失司，气结痰凝，遂成寒热错杂、阴虚痰毒之证。治以平调寒热，养阴化痰为法。方选半夏泻心汤合麦门冬汤加减。

处方：炒黄芩10g，炒黄连3g，党参20g，法半夏9g，干姜9g，炙甘草9g，大枣15g，麦冬30g，薏苡仁60g，百部15g，威灵仙30g，守宫2条。14剂，水煎服，日1剂。

药后诉咳嗽减，进食滞涩感如前，继续上方出入，服药3个多月后，诸症减轻。

## 8. 延伸：大黄甘草汤之"和"

笔者在临床中发现，大黄甘草汤治疗恶心呕吐的效果亦比较理想。

《金匮要略·呕吐哕下利病脉证治》云："食已即吐者，大黄甘草汤主之。"临床上可用于胃热呕吐者见食入即吐，脘胀，嗳腐，舌红苔黄，脉滑数。

莫枚士在《经方例释》云："以此治胃反、吐水及吐食神验。论云食已即吐，当兼水食言。"方中大黄苦寒，荡涤肠胃之留饮宿食，治心腹痞满，推陈致新；甘草补脾胃，亦为调和之用，甘以缓之。二药一攻一补，可谓中和之道，故大黄甘草汤也是一个"和"方。

有书将本方归属于泻下剂，笔者认为如果把本方定义为泻下剂，实为谬矣。要知本方出现在《金匮要略》"呕吐哕下利"篇中，不可能为泻下剂，且大黄在本方中的作用在于泻热下气，而非通腑。此方对于胃气上逆证之呕吐具有较好的靶向治疗作用。《外台秘要》亦言"治吐水"。以药测证，大黄甘草汤适合呕吐而有热证见者。

笔者常用剂量为制大黄 9～18g，甘草 3～6g。水煎，可小量频服。

**案例** 郭某，男，55，工人。2013 年 8 月初诊。

结肠癌术后予以多次化疗，每次入院即有恶心及饮食不思之症。行胃镜示慢性浅表性胃炎，Hp（－）。舌淡，苔白腻罩黄，脉浮滑。辨为胃中湿热上冲。治以清热化湿降逆。处大黄甘草汤加味。

处方：制大黄 15g，甘草 6g，竹茹 9g。7 剂，水煎服。

患者服 3 剂后，恶心呕吐感即止，共服 7 剂，诸症消失。

# 十九、小柴胡汤
## ——和解之道，善理百病

### 1. 少阳之要

上篇已述及，小柴胡汤是少阳病的正治之方，是和解法的经典代表方之一。

首先应该明白什么是少阳？

少阳是言人体阳气的一种状态，而非人体半表半里的某个部位，但少阳的生理包括了半表半里，其病理表现则为表和里同病的一种病理状态。

人身的阳气来源于肾间动气，敷布于体表，功以卫外抗邪，为巨阳、太阳；其旺盛于中焦，功以腐熟水谷，为阳明。而太阳和阳明，并不是可以截然分开的，只是根据阳气分布的部位、多少、强弱来定的。

若从病理上讲，少阳为病，必然有表邪证，又有内伤证，而不是在一个具体的半表半里的部位发病。而少阳作为枢机，其状态必然是一个"动"的状态，《灵枢·根结》云："少阳为枢。"《素问·阴阳类论》亦云："一阳为游部。"此一阳即少阳也。

## 2. 原文点津

我们先对小柴胡汤做一个文献梳理。

据笔者统计，在仲景著作中大致有 20 余条相关的原文。而论述小柴胡汤最经典的当属第 96 和 97 条，其中第 97 条是论述少阳病的病理过程的，对于理解小柴胡汤和少阳病具有非常重要的意义。

第 97 条："血弱气尽，腠里开，邪气因入，与正气相搏，结于胁下。正邪分争，往来寒热，休作有时，默默不欲饮食，脏腑相连，其痛必下，邪高痛下，故使呕也。小柴胡汤主之。服柴胡汤已，渴者属阳明，以法治之。"

对着小柴胡汤，我们不禁要问，何谓"血弱气尽"？腠里如何开？脏腑如何相连？何谓"邪高痛下"？

"血弱气尽"是一个互文，指气血不足而言。

"腠理开"则与少阳三焦的功能受损有关。《灵枢·本脏》云："三焦、膀胱者，腠理毫毛其应。""密理厚皮者，三焦膀胱厚。粗理薄皮者，三焦膀胱薄。疏腠理者，三焦膀胱缓。"《金匮要略·脏腑经络先后病脉证》："腠者，是三焦通会元真之处，为血气所注。理者，是皮肤脏腑之文理也。"因此，血弱气尽之后，皮肤腠理自然就打开了。腠理一开，邪气就随之入内而结于胁下。

胸胁为少阳经脉的循行部位，故邪气传经入于胁下，胁下乃肝胆之所居，即《金匮要略·脏腑经络先后病脉证》所谓："经络受邪，入脏腑。"《金匮要略》十分注重经络与脏腑之间的病传关系。从经络脏腑而言，足少阳胆与手少阳三焦共同完成机体水液代谢和气机调节。胆主一身阳气之升发，三焦为气的升降出入及水液运行之道路，胆与三焦共主少阳枢机，是人体气血水液运转的枢纽。"枢机利则百气转"，五脏功能协调，反之则灾害丛生。少阳病即是枢机不利的体现，而此处的"脏腑相连"，即是指三焦、胆、胃、脾、肝这几个脏腑之间容易在病理上相互影响。

"邪高痛下"亦是互文之辞，邪指邪气，痛指病状，这实际上是指正邪相搏的一种状态。搏结于胁下的邪气横逆侵犯胃腑，犹如一种自上而下的欺凌状态，导致胃气上逆而"吐"的结局，故曰"邪高痛下"。而少阳病的根本病机是血弱气尽，因此邪气势必要侵犯胃腑，故曰"其痛必下"。正如《灵枢·四时气》曰："邪在胆，逆在胃，胆液泻则口苦，故曰呕胆。"指的就是这种病邪传变状态。后世以"木克土"来解释，亦通。

恶性肿瘤在发生发展过程中，不离"虚"，可以说无虚不成瘤。而小柴胡汤证"血弱气尽"的病理基础，与肿瘤以"虚"为本的病机是十分相似的。正是由于"虚"，因此肿瘤亦是变证多端。

再来看一看第96条："伤寒五六日，中风，往来寒热，胸胁苦满，嘿嘿不欲饮食，心烦喜呕，或胸中烦而不呕，或渴，或腹中痛，或胁下痞硬，或心下悸、小便不利，或不渴、身有微热，或咳者，小柴胡汤主之。"

柯琴《伤寒来苏集》中的这段解释颇有代表性："此非言伤

寒五六日而更中风也。言往来寒热有三义：少阳自受寒邪，阳气衰少，既不能退寒，又不能发热，至五六日郁热内发，始得与寒气相争，而往来寒热，一也；若太阳受寒，过五六日阳气始衰，余邪未尽，转属少阳，而往来寒热，二也；风为阳邪，少阳为风脏，一中于风便往来寒热，不必五六日而始见，三也。少阳脉循胸胁，邪入其经故苦满，胆气不舒故嘿嘿，木邪犯土故不欲饮食，相火内炽故心烦，邪正相争故喜呕。盖少阳为枢，不全主表，不全主里，故六证皆在表里之间。仲景本意重半里，而柴胡所主又在半表，故少阳证必见半表，正宜柴胡加减。如悉入里，则柴胡非其任矣，故小柴胡称和解表里之主方。寒热往来，病情见于外；苦喜不欲，病情得于内。看喜、苦、欲等字，非真呕、真满、不能饮食也。看往来二字，见有不寒热时。寒热往来，胸胁苦满，是无形之半表；心烦喜呕，默默不欲饮食，是无形之半里。虽然七证皆偏于里，惟微热为在表；皆属无形，惟心下悸为有形；皆风寒通证，惟胁下痞硬属少阳。总是气分为病，非有实可据，故皆从半表半里之治法。"

有很多学者始终认为，少阳病必有其具体的部位，如吴谦《医宗金鉴》云："往来寒热者，邪入躯壳之里，脏腑之外，两界之隙地，所谓半表半里，乃少阳所主之部位也。故入而并于阴则寒，出而并于阳则热，出入无常，故寒热间作也。"

笔者认为，少阳病是一种表里同病的状态，而无固定的病位。刘渡舟先生《伤寒论十四讲》亦言"正邪相争的地方即是少阳"。

少阳病为半在表半在里，不可汗吐下，法宜和解。邪入少阳，乃由表而将至里，当彻热发表，迎而夺之，勿令传太阴。少阳病者，乃正气先伤，而表邪乘虚内犯，从表入里，但未达于里，由里还表而未出表，称半表半里。和解之意义，谓既不可发表，又不可攻里，而采用清解宣散之法。

正是由于小柴胡汤证无固定的病变部位，因此其范围就广。

### 3. 惟小柴胡汤为用最多

肿瘤之为病，正虚邪留而成也。而作为少阳病的正治之方小柴胡汤，由于其作用的广泛，在肿瘤中也是大有用武之地。

我们知道，《伤寒论》中有关小柴胡汤的条文主要出现在"太阳病篇"，出处少阳病篇中仅有两条，这说明小柴胡汤证往往是疾病误治之后的并发症或疾病发展之后的变证。而肿瘤的治疗，往往是一段充斥着各种"毒"药、手术创伤等治疗方式的过程，与小柴胡汤证的发病规律有相合之处。

《伤寒论》第96条及第263条论及少阳证有七大主症：口苦，咽干，目眩，往来寒热，胸胁苦满，嘿嘿不欲饮食，心烦喜呕。而第101条更指出："伤寒中风，有柴胡证，但见一证便是，不必悉具。"小柴胡汤应用范围之广可见一斑。

小柴胡汤又被称为"三禁汤"，即禁"汗""吐""下"，也就是除了"汗""吐""下"之外的病证，小柴胡汤都有应用的机会。历代医家皆认为，本方应用范围极为广泛，如日本汉方家丹波元坚说："伤寒诸方，惟小柴胡汤为用最多，而诸病屡称述之。"

肿瘤相关的很多症状、并发症以及治疗过程中出现相关的症状，与小柴胡汤证的主症以及或然症多有重合。如"胁下痞硬"，可能与肝胆肿瘤相关；"心烦喜呕"与肿瘤并发呕吐非常类似；"往来寒热"与霍奇金病发热、肿瘤热类似；"胸胁苦满"与恶性胸水所致胸闷气促相类似；"诸黄，腹痛而呕者"则与肿瘤性黄疸类似等。

太阳主表，阳明主里，少阳主半表半里，胆属三焦，凡非表非里而符合少阳病特点，属枢机不利、三焦水火滞留的一系列病证，无论内外，皆可用小柴胡汤化裁。

## 4. 临证参考

小柴胡汤的药物可分三组。

一是柴胡配黄芩，为少阳病的主药。柴胡能疏解少阳经中邪热，黄芩可清泄少阳胆腑邪热，柴芩合用，经腑皆治；柴胡还能疏利肝胆，条达气机，柴芩相伍，使气郁得达，火郁得发。二是半夏配生姜，名小半夏汤，因其能和胃降逆，散饮祛痰，故称为止呕之圣药。少阳病"喜呕"，呕为少阳主证之一，故半夏、生姜合用；同时夏、姜味辛能散，对疏通少阳郁滞也有裨益。三是人参、甘草、大枣相配，扶正益气，托邪外出。

方后的加减也颇耐人寻味。

胸中烦而不呕，为湿已化热，故去半夏、人参，加瓜蒌实以清之。若渴者，津液少也，故去半夏加人参、栝楼根以润之。腹中痛，为湿邪流入太阴而营分郁滞，故去苦寒之黄芩，加疏达血分之芍药以泄之。胁下痞硬，下焦不通而水逆行也，故去滋腻之大枣，用牡蛎以软之。心下悸、小便不利，是为水气凌心，故去黄芩，加茯苓以利之。不渴、身有微热者，内有湿而表阳不达也，故去人参，加桂枝以汗之。咳者，湿胜将成留饮也，故去人参、大枣之培补，加干姜、五味子以化之。

可见小柴胡汤经过加减化裁后，其治疗范围更广。笔者常用于治疗消化道肿瘤、恶性胸腹水、癌性发热、肿瘤伴消化道反应、肿瘤性黄疸、肿瘤相关性咳喘以及肿瘤相关性情志病。

小柴胡汤证一般见：形体偏瘦，寒热往来，胸胁苦满，不欲饮食，心烦喜呕，口干口渴，胁下痞硬，咳嗽少痰，心悸眩晕，腹痛腹胀，小便不利。舌淡红，苔薄白或薄腻，脉弦细。

笔者常用剂量：柴胡 12～48g，黄芩 9～12g，姜半夏 9～15g，党参 12～15g，生姜 9～30g，大枣 15g，炙甘草 6～9g。

## 5. 治疗肝癌

笔者常用本方加减治疗肝癌，是仲景原文方后注提到的"若胁下痞硬，去大枣，加牡蛎四两"启发了我。

肝癌患者大多有肝区痛，即"腹中痛"；体征往往可以触及胁下包块，即"胁下痞硬"；晚期肝癌往往因为肿瘤负荷大，常有肿瘤热出现，即"往来寒热""身有微热"；影响食欲时，即出现"嘿嘿不欲饮食，心烦喜呕"；出现腹水常导致"胸胁苦满""小便不利"等。

日本医家对小柴胡汤治癌效果进行了大量研究探索，成效可喜。如大阪市立大学于动物实验基础上，进行临床实验研究，结论认为"肝硬变者服用小柴胡汤，可预防潜在的微小肝细胞癌发生，或延迟其发病，是十分有意义的肝癌预防剂"。

我临床上应用时常加牡蛎，这是一味很好的软坚散结的矿物药。如《名医别录》云其除"心胁下痞热"，《珍珠囊》云"软痞积"，《本草纲目》亦言其"化痰软坚，清热除湿，止心脾气痛，痢下，赤白浊，消疝瘕积块，瘿疾结核"。著名的瘿瘤效方消瘰丸中就含有牡蛎。

**案例** 王某，男，67岁，退休教师。2016年3月10日初诊。

患者原发性肝癌术后3月余。既往有慢性乙型肝炎30余年。

刻下：右胁隐痛不适，乏力，纳差，口干，喜热饮，无身黄目黄，二便尚正常，舌红，苔薄白，脉弦细。肿瘤标志物示AFP 220μg/L。辨为肝积，证属少阳病，拟小柴胡汤加味。

处方：柴胡12g，黄芩12g，姜半夏12g，党参15g，生姜9g，大枣15g，炙甘草6g，生牡蛎30g（先煎），莪术12g，鳖甲30g（先煎），石见穿30g，猫人参30g。14剂，水煎服。

二诊时，患者诉仍有胁下隐痛，精神略有好转。予以前方略做调整。

处方：柴胡 12g，黄芩 9g，姜半夏 9g，党参 15g，生姜 9g，大枣 15g，炙甘草 6g，生牡蛎 30g（先煎），莪术 12g，鳖甲 30g（先煎），炒金铃子 9g，延胡索 12g。14 剂，水煎服。

经七八诊后，患者基本无明显症状，AFP 正常范围，肝肾功能正常。

### 6. 治疗癌性腹水

本方亦可用于治疗癌性腹水，如肝癌、卵巢癌、肠癌等并发腹水。

肿瘤晚期一旦出现腹水，往往提示病情严重。癌性腹水表现为腹部胀大，皮色苍黄，腹壁青筋暴露。癌性腹水具有顽固、量大、反复、抽之又生的特点，属中医"鼓胀"范畴。肺、脾、肾功能失调，以致三焦枢机不利，气滞、血瘀、水停腹中是形成鼓胀病的主要病机。《内经》称三焦"决渎之官，水道出焉"，小柴胡汤有疏利三焦、疏肝解郁之功，从而达到气机畅达、水道通利之效。《伤寒论》条文中论及小柴胡汤功效时，亦有"上焦得通，津液得下"之语，可见本方实有肃降肺气、通调水道之功。

临证若以肝气郁滞，气郁水停为主者，宜小柴胡汤合牡蛎泽泻散、五苓散等；兼血瘀水停者，宜小柴胡汤合当归芍药散、桂枝茯苓丸等；若见兼太阴虚寒，宜小柴胡汤合理中丸加减，或径用柴胡桂枝干姜汤；若兼见肝血亏虚者，宜小柴胡汤合四物汤加减。

**案例** 汤某，女，55 岁。2014 年 8 月 4 日初诊。

患者因"卵巢癌术后 5 年余，腹胀 1 月余"入院。患者 2009 年因腹胀就诊于当地医院行"右卵巢切除术"，术后病理：卵巢腺癌、大网膜转移癌，予"紫杉醇＋卡铂"化疗 8 个周期。2013 年 2 月复查示复发，予行姑息减瘤术。术后又予多次化疗。此次查 B 超：腹、盆腔大量积液。遂来我院诊疗。入院后予以对症治疗，效果不佳，患者暂拒绝行腹穿引流。

刻下：腹胀如鼓，周身困重，四肢粗糙暗红，乏力，纳差，小便不利，大便软尚成形。舌质紫暗有瘀斑，苔白腻，脉沉弦。诊断为妇科癌病，并发鼓胀。证属寒湿困脾，瘀血阻脉。治应梳理三焦，活血利水。

处方：柴胡 12g，黄芩 10g，姜半夏 10g，党参 15g，生姜 15g，炙甘草 6g，当归 12g，赤芍 12g，川芎 10g，炒苍术 10g，茯苓 45g，炒泽泻 15g，蟋蟀 10g。7 剂，水煎服。

药后患者食纳增加，精神略振，予以原方再进。前后 5 次调方，皆以小柴胡汤为主。1 月余，患者腹水明显减少。遂进入后续化疗。

## 7. 治疗癌性黄疸

肝癌、胆管癌、胰腺癌出现黄疸时，也有应用小柴胡汤的机会，无论黄疸是肝细胞性还是梗阻性。

《伤寒论》第 231 条："阳明中风，脉浮弦大而短气，腹满，胁下及心痛……嗜卧，一身面目悉黄，小便难……与小柴胡汤。"《金匮要略·黄疸病脉证并治》:"诸黄,腹痛而呕者,宜柴胡汤(必小柴胡汤)。"

黄疸因瘀热在里,不能发越,熏蒸营血而成。而小柴胡汤适用于以往来寒热、面目身黄、厌食呕恶、腹痛腹胀等为特点的癌性黄疸,治当和解退黄为法,临证常可合茵陈蒿汤、栀子柏皮汤等。

正是因为"瘀热在里",故"治黄需活血",加赤芍、丹参或活血类方药等可增加疗效,大剂量的丹参亦有较好的保肝和抗肿瘤作用。

**案例** 蓝某,男,58 岁。2017 年 4 月 10 日初诊(时值笔者在丽水市医疗"双下沉")。

患者因"皮肤发黄伴纳差 1 月余"就诊。当日血常规:WBC $3.2\times10^9$/L,NE% 61.6%,HGB 98g/L,PLT $95\times10^9$/L。血生化:丙氨酸氨基转移酶 64U/L,天冬氨酸氨基转移酶 68U/L,总胆红素 102.4μmol/L,直接胆红素 88.7μmol/L,白蛋白 32.4g/L。2017 年 4 月 11 日 CT 提示肝巨大占位 8.8cm×8.2cm,肝硬化、脾大,考虑原发性肝癌。患者既往有乙型肝炎病史 30 余年,同时有长期饮酒史。入院后予以护肝退黄等对症治疗。

刻下症见:身黄、目黄、尿黄,黄色亮如橘子色,右胁时有隐痛,夜间为甚,午后有低热 37.3 ~ 37.6℃,乏力,纳差,大便溏结不调,眠差,舌质紫暗苍老有瘀点瘀斑,苔白腻,脉弦细。诊断为肝积,毒瘀互结之证,符合少阳病。给予小柴胡汤合茵陈蒿汤加减。

处方：柴胡 24g，炒黄芩 9g，姜半夏 10g，党参 20g，生姜 18g，炙甘草 9g，平地木 30g，制大黄 12g，茵陈 45g，焦栀子 9g，赤芍 15g，丹参 20g。共 7 剂，每日 1 剂，水煎服。

二诊，患者诉胃纳、精神状态略有好转，午后低热现象基本消除。在前方基础上合用抵当丸方。

处方：柴胡 12g，炒黄芩 9g，姜半夏 10g，党参 20g，生姜 18g，炙甘草 9g，平地木 30g，制大黄 12g，茵陈 45g，焦栀子 9g，水蛭 2g（吞），蛀虫 2g（吞）。共 7 剂，每日 1 剂，水煎服。

后复查黄疸指数较前下降，但未能下降至正常范围内，精神状态、胃纳亦好转。患者后自行转院治疗。

## 8. 治疗肿瘤发热

小柴胡汤还常用于肿瘤相关性发热性疾病的治疗，最常见的是肿瘤放化疗后并发感染而出现的发热，其次是癌性发热。

感染性发热往往起病较急，发热较高，属于正气不足，外邪内陷，从病机上论，与放化疗尤其是化疗后出现感染性发热非常吻合。换言之，即为虚人出现感染性发热而使用小柴胡汤的机会比较多，此处不详述。

癌性发热，该类发热多为低热或潮热，体温在 37～39℃ 之间，发热时间常在午后，持续至夜间，温度高低与周围白细胞高低不成正比，大部分发热患者不经任何处理，体温可缓慢自行降至正常，部分患者需口服退热药。

小柴胡汤无论从方证还是从病机来看，对于癌性发热都是非常贴切的。小柴胡汤证受邪之本在于本虚，本虚则邪入于里，出现半表半里证，而癌性发热患者的病机之本在于气血阴阳亏虚，"血弱气尽，腠理开，邪气因入，与正气相搏，结于胁下"。

**案例**　王某，男，53岁。2014年10月17日初诊。

患者3年多前因"反复黑便"就诊于当地医院，肠镜提示结肠癌。2011年7月7日行"结肠癌切除术"，术后病理示结肠中低分化腺癌（T4NIMO）。术后行"FOLFOX4"方案化疗9个周期，因不能耐受而终止。之后门诊口服中药治疗，定期复查，病情一直稳定。2013年4月因"腹部包块"行"腹壁疝无张力修补术"，术后逐渐出现肝区隐痛。2013年9月25日诊断为"结肠癌并肝转移"，遂予以行全身静脉化疗及肝脏介入治疗；2014年3月发现肺转移，口服希罗达化疗第5周期，自2014年8月至10月常出现午后发热，遂来诊。

刻下：反复低中热，体温最高38.2℃，发热前先恶寒，口苦，纳呆，神疲，头晕，大便偏干，舌淡红，苔薄白，脉弦细。考虑为少阳病，予和解法治之，小柴胡汤原方。

处方：柴胡45g，黄芩12g，生晒参10g，炙甘草12g，法半夏12g，生姜15g，大枣30g。5剂，并嘱其去渣再煎。

服2剂后，体温逐渐下降，至5剂服完体温正常，患者乏力、纳差明显，予以归芍六君子汤加减善后。

柴胡性苦、辛，微寒，归肝、胆经。今人总结其功用有三：升举阳气，疏肝解郁，和解退热。其功用与用量直接相关。根据众医家论述，升举阳气，少量即可，3～5g足矣，如补中益气汤；疏肝解郁，用量中等，8～12g为宜，如柴胡疏肝散、逍遥散；和解退热，用量宜大，15～30g或以上较为合适。笔者在临床上用柴胡退热时，一般用24～48g。最好按原法取日三服。不管是病毒性发热、细菌性发热，还是肿瘤引起的发热，只要属于少阳证，就可以使用。

再如人参，对于一般外感病者，用人参等甘温益气之味较少，以防闭门留寇之弊。然而人参绝对是可以应用于发热性疾病当中，这是没有异议的。其理论根据是《神农本草经》的"除邪气"论述。因此，只要是在虚证病机基础上的发热性疾病皆可应用人参，当然包括癌性发热。

小柴胡汤中应用人参扶正补气，鼓舞正气方能与邪抗争。而对于肿瘤患者，人参作用有二：一扶正祛邪，因少阳之气为小阳、弱阳，抗邪之力不强，故需扶正以祛邪；二补脾以防邪气传变，因太阴位居少阳之后，少阳之邪若再内传，太阴则首当其冲，嘿嘿不欲饮食就是先兆，故"见肝之病，知肝传脾，当先实脾"，用人参正是实脾杜绝少阳之邪内传之路。

临床上笔者常用生晒参代替，或用党参。生晒参一般用6～12g，党参用15～30g。

## 9. 治疗肿瘤呕吐

"心烦喜呕"是小柴胡汤证常见症状之一，小柴胡汤治疗肿瘤患者的各类呕吐亦有较好的效果。肿瘤的整体病机属于虚，即小柴胡汤证所谓的"血弱气尽"，尤其是化疗相关性呕吐，颇合病机。

小柴胡汤内含有小半夏汤，即半夏和生姜两味药。《金匮要略·呕吐哕下利病脉证治》篇中："诸呕吐，谷不得下者，小半夏汤主之。"

因此，笔者常用本方治疗肿瘤患者化疗相关性呕吐而见少阳证者。当然临床具体应用时需要与半夏泻心汤类方相鉴别，小柴胡汤偏于表，而半夏泻心汤类方偏于里。前文亦有相关论述。

### 10. 治疗癌性情志病

此外，笔者经常用小柴胡汤加减治疗恶性肿瘤伴有抑郁或焦虑的患者。

如乳腺癌患者往往伴有情绪异常，陈实功《外科正宗》中认为乳腺癌是因"忧郁伤肝，思虑伤脾，积想在心，所愿不得志者，致经络痞涩，聚结成核"，故予以小柴胡汤加减有一定的使用机会。

**案例**　刘某，女，45岁。2012年6月4日初诊。

患者为左乳癌术后1年余，患者于1年余前（2011年7月19日）因"发现右乳肿块4月余"在某医院行"右乳癌改良根治术"。术后病理示"右乳"浸润性导管癌，术后行"FEC方案"化疗4个周期。患者第3周期化疗后出现下腹部刺痛感，大便后疼痛加重，会阴部以及下腹部有抽紧感，经治疼痛无明显缓解。后于 2011 年 11 月 19 日及 12 月 10 日行"多西他赛针"化疗 2 个周期，后因不能耐受而终止化疗。出院后门诊中药治疗，定期随访，未见进展表现。患者于 2012 年 5 月 28 日因"腰背痛半月余"入住我科，多项复查结果显示未见肿瘤复发征象，临床心理科会诊考虑"焦虑症"，予抗焦虑、镇静等治疗，症状未见明显好转。

2012 年 6 月 4 日诊见：患者感下牙龈抽紧感，伴有疼痛不适，无放射痛，时觉左乳处胀闷不适，睡眠劣，纳谷减，口苦，心烦，便干，时时太息，舌色偏红，苔薄，脉弦。患者诉手术后就逐渐出现此系列症状，时轻时重。辨为癌性情志病，为少阳病，拟和解之法，予小柴胡汤合甘麦大枣汤加减。

处方：柴胡 12g，黄芩 12g，党参 15g，甘草 12g，法半夏12g，焦栀子 12g，淡豆豉 12g，厚朴 12g，白芍 12g，淮小麦45g，生姜 10g，大枣 30g。14 剂。

同时嘱患者怡情悦性，前后调方多次，患者情绪、睡眠皆好转。

## 11. 去渣再煎

最后，是关于本方去渣再煎问题。

原文方后注："上七味，以水一斗二升，煮取六升，去滓，再煎取三升，温服一升，日三服。"

仲景方中有 7 个方子需要去渣再煎，分别是小柴胡汤、大柴胡汤、柴胡桂枝干姜汤、半夏泻心汤、生姜泻心汤、甘草泻心汤和旋覆代赭汤。其中前 3 个方子属于柴胡类方，后 4 个属于泻心汤类方。我们不难发现，其共同点就是和解法，病证以中焦亏虚为主，基本是半上半下之枢机不利之病证。由此可见，仲景先师对于作用于半上半下、半表半里，用来调和上下和表里的方子，都要求"去滓再煎"。正如伤寒家王晋三在《绛雪园古方选注》中说："去渣再煎，恐刚柔不相济，有碍于和也。"

然而笔者认为，去滓再煎是一种浓缩煎法，可使药物浓度更高，使药性更为醇和，药汤服用量更少，这就减少了汤液对胃的刺激，避免停饮致呕，同时又便于患者服用。这种煎法尤其适合于各类肿瘤伴消化道症状较为突出的患者，比如对于化疗后的患者而言，少量的药液必定更加有助于保证其服下。

总之，本方相关的原文甚多，反复品读，前后玩味，必能从中获益。

# 二十、大柴胡汤
## ——肝胆胰肿瘤重在枢机通利

## 1. 原文点津

记得胡希恕老先生喜用大柴胡汤，且多有发挥，患者称其为"大茶壶先生"（谐音），一时传为佳话。胡老的经验，为笔者治疗喘咳、胆囊疾患开阔了思路。

大柴胡汤，很显然是从小柴胡汤演变而来的。

该方首见于《伤寒论》第103条："太阳病，过经十余日，反二三下之，后四五日，柴胡证仍在者，先与小柴胡汤。呕不止，心下急，郁郁微烦者，为未解也，与大柴胡汤下之则愈。"大柴胡汤属于太阳病误下后的变证，本为太阳病失治，转为少阳病，应小柴胡汤治之，反而二三下之，结局就出现了大柴胡汤证，是为少阳阳明并病。少阳作为表里出入的枢机，正胜则邪出，正衰则邪进，出则太阳，进则阳明，正如《类经》言："少阳为枢，谓阳气在表里之间，可出可入，如枢机也。"而大柴胡汤证是一种少阳入里的状态。

《伤寒论》中还有两条类似的条文。第136条："伤寒十余日，热结在里，复往来寒热者，与大柴胡汤；但结胸，无大热者，此为水结在胸胁也，但头微汗出者，大陷胸汤主之。"第165条："伤寒发热，汗出不解，心中痞硬，呕吐而下利者，大柴胡汤主之。"《金匮要略·腹满寒疝宿食病脉证并治》的描述也基本类似："按之心下满痛者，此为实也，当下之，宜大柴胡汤。"

仲景先师已有明诫，选用本方治疗，既有内结阳明而致的"心下急""按之心下满痛""心中痞硬"等里结征象，又有少阳失和的"复往来寒热""汗出不解"等少阳枢机不利征象，因此用和解通下的大柴胡汤治疗。正如徐忠可《金匮要略论注》曰："此亦两解之方，但此为太阳已传少阳者言也。谓按之心下痛，此有形为病，故曰实而当下。"

况且，仲景明言"热结在里""此为实也，当下之"，显然是病位偏于里，且有邪热成实之势，但仍以少阳为主，正如周禹载《伤寒论三注》所说："大柴胡总以少阳为主治，而复有里者也。外邪未解，即不可治内，而里证已具，复不可专外，故于和之之中，加下药微利之。"

"按之心下满痛"，心下者，胃脘也。正如黄坤载《金匮悬解》曰："心下满痛者，少阳之经郁迫阳明之府也。少阳之经，由胃口而行两胁，胆胃上逆经府郁塞，故心下满痛，此为实也。"故少阳、阳明并病，法当和解攻下。

## 2. 通利枢机之方

大柴胡汤为通利枢机之方。方用柴胡、黄芩以和解少阳；大黄、枳实泻下热结以行滞；半夏、生姜和胃止呕以降胃气；大枣缓急止痛，以解心下满痛；芍药合柴胡、枳实以助和解下气。诸药合之，则表解里和，枢机通利，证自愈矣。

本方为小柴胡汤去人参、甘草，加大黄、枳实、芍药，说明里不虚，用人参、甘草容易壅塞邪热。正如《医宗金鉴》曰："柴胡证在，又复有里，故主少阳两解之法。去参草者，以里不虚也。以小柴胡汤加枳实、芍药者，解其外以和其内也；少加大黄，所以泻结热也；倍生姜者，止呕也。"

少阳者，贵在疏利，"枢机利则百气转"。

"枢"的原意是指门轴，古人认为枢机为"制动之主"。董仲舒《春秋繁露》云："君人者，国之元，发言动作，万物之枢机。"可见，枢机主要与运动有关，对人体而言，则气机也。少阳枢机不利，则水火气血壅滞走窜成疾。而大柴胡汤证，在枢机不利的基础上，又有邪热入里成实之势，故在疏利少阳的同时应通降阳明，故曰大柴胡汤为通利枢机之方。

### 3. 肝胆胰肿瘤与枢机

肝胆胰等消化道肿瘤往往见枢机之病。

我们应该明确的是，仲景医学体系里的脏腑系统和目前我们讲的藏象系统是有区别的，比如我们重脾轻胃，而仲景是重胃轻脾的。

仲景所言"胃"是一个系统，包括西医中的食管、胃、肠、胰腺，以及肝脏、胆囊的部分消化相关性功能。如《伤寒论》阳明病篇里"不恶寒，但热者，实也，当和胃气，与调胃承气汤""若胃气不和谵语者，少与调胃承气汤"的论述以及

"可与小承气汤，微和胃气"的论述，其中之"胃"就包含了整个消化道的功能，与《灵枢·本输》所讲的"大肠小肠，皆属于胃"有类似之处。而消化道功能的主司在于脾胃，脾主运化，胃主受纳，脾胃乃气血生化之源。而肝与脾有相克关系，肝木调畅气机，疏泄脾土，而脾得肝之疏泄，运化功能才健旺。"六腑"具有"传化物而不藏，以通为用，以降为和"的生理特点。

仲景医学体系当中的"胃"很大程度上是与胃肠道相关，故消化道恶性肿瘤本质上属于"脾胃"病范畴，即仲景所谓的"胃"。

临床上，大部分消化道恶性肿瘤病患者，尤其是肝胆胰肿瘤，往往位于"胁下"及"心下"，同时在不同程度上有寒热往来或发热、胸胁苦满、心下痞硬、面目悉黄、心下急、呕吐、大便不爽、小便不利等临床表现。从发病上来看，肝胆胰肿瘤的发生无非是少阳枢机功能失调，引起水火气血积滞，日久则由痰瘀互结、癌毒内生而致癥积。当然，若从肿瘤发病规律来看，则基本又属于少阳阳明合病，而非并病了。正如《景岳全书·伤寒典》曰："合病者，乃两经三经同病也。"若对应于六经辨证，实证即以少阳病为主，虚证即是厥阴病为主。一般初中期为少阳阳明合病倾向，晚期则有太阴厥阴合病趋势。

大柴胡汤作为少阳阳明合治之方，水火兼治、痰瘀同疗，充分体现了"通利"枢机的思路。晚期显现虚证为主时，厥阴病正治之方乌梅丸或可试用。

胰腺癌，中医多归属于"伏梁"等论述。中医对于胰腺的记载历来都较少，至张锡纯《医学衷中参西录·治消渴方》始论及："盖膵为脾之副脏，在中医书中名为散膏。""膵"即是胰脏，而其功能多归于脾。但这丝毫不影响我们从理法方药对胰腺癌进行诊疗。

比如周仲瑛教授认为胰腺癌多为肝脾失调，引起湿热、瘀毒、正虚等，此为从五脏来论。若从六经来论，笔者认为胰腺癌为枢机失于通利之病，正如前文所言。

胰头肿瘤常出现梗阻性黄疸。从病机认识，多以湿热内蕴、湿热瘀互结、脾虚夹湿为主，《伤寒论》有相关论述："两阳熏灼，其身必黄。"讲的就是少阳、阳明同病。《金匮要略·黄疸病脉证并治》亦云："黄家所得，从湿得之。"总以祛邪、健脾为要。"诸黄，腹痛而呕者，宜柴胡汤"，虽以小柴胡汤为主，但仲景同时指出："一身尽发热而黄，肚热，热在里，当下之。"大柴胡汤当有应用机会。

胰腺癌大多有疼痛的症状，此疼痛往往位于"心下"，且常常疼痛难忍，有一种急迫之势，故可用"心下急，郁郁微烦"来看待。

肝癌、胆囊癌等，亦可从此角度解释。

综上所述，肝胆胰肿瘤常常表现为枢机不利证，与大柴胡汤证有相通之处。

### 4. 药解

柴胡，《神农本草经》谓："主心腹肠胃中结气，饮食积聚，寒热邪气，推陈致新。"明言柴胡可以治疗"积聚"，并能"推陈致新"，以治肿瘤正好合适。

黄芩，《神农本草经》载："主诸热，黄疸，肠澼，泄痢，逐水，下血闭，恶疮疽蚀，火疡。"说明黄芩入气入血，可解热祛湿、退黄化瘀。"下血闭"，说明黄芩有攻瘀之力。同时，肝胆胰肿瘤往往引起黄疸，而且多属热邪迫血或瘀血闭阻性黄疸，故黄芩之"主诸热，黄疸"颇为合适。

半夏，《神农本草经》载："主伤寒寒热，心下坚，下气，喉咽肿痛，头眩胸胀，咳逆，肠鸣，止汗。"说明半夏能入胃肠，小柴胡汤和大柴胡汤皆用半夏，用以化饮和胃。《名医别录》谓其能治"心下急痛坚痞"，正合肝胆胰肿瘤的病位、症状及病机。

大黄，《神农本草经》载其能"破癥瘕积聚"且"推陈致新"。大黄入气入血，仲景常用于血分病的治疗，如抵当汤、大黄䗪虫丸、桃核承气汤等。肿瘤即是一团"血"物，因此，血药或许能引入其内，导而截之。

本方中柴胡和大黄都可以"推陈致新"，肿瘤之物就是个多余的"陈旧物"，用此两味药，可以"推陈致新"，亦可作如是观。《神农本草经》中共有 3 味"推陈致新"的药物，就是大黄、芒硝、柴胡。"推陈致新"，笔者认为这样的思路用于肿瘤的防治，值得深入挖掘和研究。

芍药，笔者使用时会根据患者是偏于阴血不足，抑或是瘀血为患而选择使用白芍或赤芍，即所谓的"白补赤泻"。芍药在《神农本草经》载："主邪气腹痛，除血痹，破坚积，治寒热疝瘕，止痛，利小便，益气。"在本方中，芍药可取其"破坚积"的功效而治疗肿瘤类疾病。

枳实，《神农本草经》谓"除寒热结"，而《名医别录》所言更为详细："除胸胁痰癖，逐停水，破结实，消胀满，心下急痞痛，逆气，胁风痛，安胃气。"枳实所主，可谓与肝胆胰肿瘤的诸多症状多有吻合，关键在于它是一味破气药，气机通畅，六腑和降而枢机调达。

上6味加上姜、枣即成本方。姜枣作为仲景处方的经典配伍，入中焦而达营卫，可谓是居中州而斡周身，又有和胃化饮、补益津血之功效，在方中作为扶正力量，不可或缺。

全方8味药，共奏通利枢机、和解散瘀之功。

### 5.临证参考

笔者常用本方治疗肝癌、胆囊癌、胰腺癌等消化道肿瘤。症见胃脘或胸胁痞硬，或痛或胀，恶心呕吐，寒热往来，郁郁微烦，身黄目黄，口苦咽干，大便干结或溏滞，小便色深或黄赤，苔黄少津或黄腻，脉弦数。

肝胆胰肿瘤使用大柴胡汤，可以参考以下几个着眼点：

一者，"心下急"。心下，为剑突下三角区，从剑突至两肋弓下，即整个上腹部，表现为急迫性的疼痛，并伴有典型的体征，即"按之心下满痛者"。此腹痛应与大承气汤证、桃核承气汤证等的腹痛相鉴别。大承气汤证是脐周、腹中部为主，而桃核承气汤证是下腹部或在左、或在右疼痛。

二者，"呕吐"。仲景在两处原文提到呕吐，说明呕吐也是常见的伴随症状。临床所见，呕吐可以伴下利，也可伴便秘。如急性胆囊炎、急性胃肠炎往往有此症状。同时，仲景原方生姜的用量比较大，是五两，比小柴胡汤多二两，说明本方证中呕吐往往较甚，仲景用了"呕不止"来描述。在临床上，肝胆胰肿瘤伴有恶心呕吐者不少。

三者，"往来寒热"。往往伴有"发热汗出不解"，这就提示邪热已经入里了。肝胆胰肿瘤在继发胆道感染时，或肿瘤性发热时，往往出现此表现。

四者，"黄疸"。肝胆胰肿瘤出现黄疸的早中期，一般为少阳病、少阳阳明病或阳明病，即后世所谓的阳黄，当然后期也可能出现阴黄。然笔者见很多肿瘤相关性梗阻性黄疸，大都以阳黄为主，而阴黄少见，阴黄往往见于传染性肝炎的重症患者。

大柴胡汤的参考处方：柴胡 12～24g，黄芩 12g，半夏 12g，大黄 9g，芍药 12g，枳实 12g，生姜 12g，大枣 15g。

**案例** 蒋某，女性，79 岁，农民。因"肝胆管细胞癌 TACE 术后 1 月余，恶心呕吐 10 天"于 2014 年 4 月 1 日入院。

患者 2014 年 2 月 12 日因"乏力 1 月余"就诊当地医院，查腹部 CT 示"肝脏肿瘤"，AFP 12.36mg/mL，CA199 980U/mL，

无手术指征，遂于 2014 年 2 月 27 日在我院行 TACE 术，术中予碘化油 4mL 乳剂＋丝裂霉素 10mg＋顺铂 40mg 进行栓塞灌注治疗，术程顺利。10 天前，在无明显诱因下出现恶心呕吐，为胃内容物，无发热、腹泻，今为进一步治疗收住入院。

刻下：患者神色疲乏，近来体重略减轻，恶心呕吐，呕吐苦水，微恶寒，有低热，右胁下痞块按之而痛，纳呆，大便秘结，三日一行，夜寐安。T 37.7℃，P 88 次 / 分，R 20 次 / 分，BP 149/78mmHg，神清，精神软，未见蜘蛛痣、肝掌，全身皮肤巩膜无黄染，浅表淋巴结未及肿大，双肺呼吸音清，未及明显啰音，心率 88 次 / 分，未闻及病理性杂音，腹平软，肝肋下 4 指、质韧、有压痛，脾肋下未及；余腹无压痛、反跳痛，双下肢无浮肿，NS（－），舌淡化，苔薄腻，脉细弦略数。血常规示 WBC $7.6×10^9$/L，NE% 71.3%，HGB 97g/L，PLT $193×10^9$/L。凝血功能常规示 D- 二聚体 0.90mg/L。生化检查示 K 3.38mmol/L，CRPS 22.8mg/L，ALB 27.9g/L，GGT 113U/L，ALP 195U/L，LDH 396U/L。肿瘤指标示 CEA 7.3ng/mL，AFP 13.2ng/mL，CA19-9 ＞ 12000.0U/mL，CA153 32.0U/mL，SCC 1.70μg/L，CYFRA21-1 ＞ 100.00ng/mL。立位腹部平片示未见明显异常征象，建议复查。心电图示窦性心律，非特异性 T 波改变，异常电轴左偏。全腹 CT 示肝癌 TACE 术后，门静脉左支可疑受侵；双肾多发囊肿；胆囊未见明显显影，肝内胆管轻度扩张。中医诊断为肝积（肝郁脾虚证）。西医诊断为肝恶性肿瘤（胆管细胞癌考虑）TACE 术后；乙型病毒性肝炎；高血压病；2 型糖尿病。拟通利枢机，健脾化湿为法，大柴胡汤合大黄甘草汤、四君子汤出入，并嘱浓煎药液后服用。

处方：柴胡12g，太子参15g，白术12g，茯苓12g，姜半夏15g，生姜24g，红枣15g，黄芩12g，制大黄15g，生甘草6g，龙葵15g，茵陈15g，垂盆草30g，炒麦芽30g，守宫2条。7剂，水煎服。

药后患者恶心呕吐减，已不发热，精神好转。予以守方加减续进，3周后，患者症状基本消失而顺利出院。

### 6.治肝胆胰肿瘤性黄疸

在临床上使用大柴胡汤治疗肝癌、胆囊癌、胰腺癌相关的黄疸属少阳阳明合病者，一般都会取得一定的疗效。

**案例** 王某，男，56岁。2014年5月12日初诊。

患者因右上腹痛、皮肤巩膜黄染就诊，2014年5月13日CT提示肝右叶下段占位9.8cm×8.5cm，肝硬化，脾大，中等量腹水，考虑原发性肝癌。患者既往有乙型肝炎病史20余年。血生化示丙氨酸氨基转移酶86U/L，天冬氨酸氨基转移酶64U/L，总胆红素87.4μmol/L，直接胆红素58.6μmol/L。

刻下症见：身黄目黄，黄色鲜明，右胁隐痛，乏力，脘痞，纳差，大便秘结，小便量少浓茶色，眠差，舌质紫暗有瘀斑，舌下络脉曲张，苔黄腻，脉弦细偏数。诊断为肝积，肝郁气滞、毒瘀互结，符合少阳阳明病。给予大柴胡汤合桂枝茯苓丸加减。

处方：柴胡 15g，赤芍 15g，炒枳壳 15g，炙甘草 9g，茯苓 30g，炒丹皮 12g，桃仁 10g，龙葵 10g，莪术 15g，制大黄 12g，茵陈 30g，桂枝 10g，五味子 9g，焦栀子 9g，厚朴 12g。共 14 剂，每日 1 剂，水煎服。

后复查肝功能相关指标较前下降，黄疸有所减轻，遂予以 TACE 治疗。TACE 术后，予以逍遥散加减守方治疗，定期复查，存活接近 2 年。

## 7. 治黄需活血

肝胆胰肿瘤相关性黄疸的治疗，既要基于利胆通腑、疏肝健脾的基本立场，又要兼顾痰湿、瘀、毒等兼夹证。

肿瘤梗阻性黄疸属于病后继发黄疸，多是由于癥瘕积聚久积于体内，攻冲走窜，损伤脏腑，侵蚀经脉，以致胆汁不循常道而外溢而成。"治黄需活血"，活血化瘀法能加强退黄的效果。大柴胡汤中大黄、芍药等皆可入血分，然力量偏弱，对于梗阻性黄疸，不光要活血化瘀，更应加重破瘀软坚之力，可合用抵当丸、鳖甲煎丸、大黄䗪虫丸、下瘀血汤等。

**案例** 蔡某，女，76 岁。2016 年 7 月 3 日初诊。

患者于 2015 年 12 月，因腰背痛就诊推拿科而发现胰腺占位。行磁共振增强检查，显示"胰头占位，大小约 5.2cm×5.5cm，考虑恶性肿瘤"。因年龄较大，未予手术。予以吉西他滨化疗一周期，因患者不能耐受而停止。现患者为确诊后 6 月余，近几周来出现身黄目黄，当地医院检查考虑肿瘤梗阻性黄疸，遂来诊以行中医治疗。30 年前因子宫大出血而行切除史。

刻下：患者右上腹撑痛不适，夜间为甚，按之压痛，口苦，大便二三日一行而硬，尿黄，纳差欲恶，寐劣梦扰，舌暗红，苔薄黄，脉弦而右关滑甚有震感。诊断为伏梁之病，证属少阳阳明合病夹瘀证。治以和解通利，祛瘀消癥之法。方用大柴胡汤合抵当丸加减。

处方：柴胡 15g，黄芩 12g，法半夏 9g，大黄 12g，炒枳壳 30g，赤芍 30g，生姜 15g，大枣 15g，预知子 15g，蛇六谷 9g，桃仁 12g，水蛭 3g（研粉吞），蛀虫 3g（研粉吞），茵陈 60g，焦栀子 12g，石见穿 30g。14 剂，水煎服。

2016 年 7 月 17 日二诊：仍身黄目黄，而腹部撑痛大减，大便亦畅快，纳食有所增加，睡眠亦改善，察舌脉如前。查生化示黄疸指数有所下降。效不更法，前方续进。

处方：柴胡 15g，黄芩 12g，法半夏 9g，大黄 12g，炒枳壳 15g，赤芍 30g，大枣 15g，桃仁 12g，水蛭 3g（研粉吞），蛀虫 3g（研粉吞），茵陈 60g，焦栀子 12g，田基黄 30g，平地木 30g。14 剂，水煎服。

2016 年 7 月 31 日三诊：患者病情平稳，无明显不适，依照上方略做加减以兹巩固。患者前后约治疗一年余，终因黄疸加重并发肝肾综合征而死亡。虽然此方未能治愈，但对于梗阻性黄疸确有阶段性的效果，对于延长其生命亦起到了一定作用。

宋代刘昉《幼幼新书·自序》言："业医者，活人之心不可无，而自私之心不可有。"肝胆胰肿瘤，预后极其凶险，治疗异常棘手，一般少能活人。然医者若能安神定志，一心赴救，凝神思辨，不虑得失，以一方济之，虽不能愈病，想必德逾于此。

# 主要参考文献

1. 张仲景.伤寒论.钱超尘,郝万山整理.北京：人民卫生出版社，2005.

2. 张仲景.金匮要略.何任,何若苹,整理.北京：人民卫生出版社，2005.

3. 黄帝内经素问.田代华整理.北京：人民卫生出版社，2005.

4. 黄帝内经灵枢.田代华,刘更生,整理.北京：人民卫生出版社，2005.

5. 神农本草经.森立之辑本.北京：北京科学技术出版社，2016.

6. 王叔和.脉经.贾君,郭君双,整理.北京：人民卫生出版社，2007.

7. 陶弘景.名医别录.尚志钧辑校本.北京：中国中医药出版社，2013.

8. 巢元方.诸病源候论.北京：中国医药科技出版社，2011.

9. 张印生.孙思邈医学全书.北京：中国中医药出版社，2009.

10. 成无己.注解伤寒论.北京：学苑出版社，2013.

11. 刘洋.徐灵胎医学全书.北京：中国中医药出版社，1999.

12. 柯琴.伤寒来苏集.北京：中国中医药出版社，2008.

13. 尤在泾.尤在泾医学全书.北京：中国中医药出版社，1999.

14. 赵以德 . 金匮方论衍义 . 北京：中医古籍出版社，2012.

15. 吴谦 . 医宗金鉴 . 北京：人民卫生出版社，2006.

16. 陆渊雷 . 金匮要略今释 . 北京：学苑出版社，2009.

17. 曹颖甫 . 伤寒发微 . 北京：学苑出版社，2011.

18. 汪莲石 . 伤寒论汇注精华 . 北京：学苑出版社，2011.

19. 程门雪 . 金匮篇解 . 北京：人民卫生出版社，2012.

20. 谭日强 . 金匮要略浅述 . 北京：人民卫生出版社，2006.

21. 冉雪峰 . 冉雪峰医案 . 北京：人民卫生出版社，2006.

22. 欧阳锜 . 杂病原旨 . 北京：人民卫生出版社，2010.

23. 南京中医学院 . 难经校释 . 北京：人民卫生出版社，2009.

24. 刘渡舟 . 伤寒论临证指要 . 北京：学苑出版社，1999.

25. 陈亦人 . 伤寒论求是 . 上海：上海科学技术出版社，2012.

26. 李培生 . 伤寒论讲义 . 上海：上海科学技术出版社，1985.

27. 李克绍 . 伤寒解惑论 . 北京：中国医药科技出版社，2012.

28. 王琦 . 伤寒论研究 . 广州：广东高等教育出版社，1988.

29. 李文瑞 . 金匮要略汤证论治 . 北京：中国科技出版社，1993.

30. 柯雪帆 . 伤寒论选读 . 上海：上海科学技术出版社，1996.

31. 连建伟 . 金匮要略方论讲稿 . 北京：人民卫生出版社，2008.

32. 熊曼琪 . 伤寒学 . 北京：中国中医药出版社，2003.

33. 范永升 . 金匮要略 . 北京：中国中医药出版社，2003.

34. 陈继藩 . 中医药学高级丛书——金匮要略 . 北京：人民卫生出版社，2000.

35. 郝万山 . 郝万山伤寒论讲稿 . 北京：人民卫生出版社，2008.

36. 冯世纶 . 经方传真 . 北京：中国中医药出版社 .2017.

37. 衣之镖 . 辅行诀五脏用药法要校注讲疏 . 北京：学苑出版社，
2009.

38. 黄煌 . 张仲景 50 味药证 . 北京：人民卫生出版社，2014.

39. 黄煌 . 经方 100 首 . 南京：江苏科学技术出版社，2013.

40. 姜宗瑞 . 经方杂谈 . 北京：学苑出版社，2009.

# 跋

"海客谈瀛洲，烟涛微茫信难求；越人语天姥，云霞明灭或可睹。"李太白诗之所述极似学者对学术追求之困境，或可睹，信难求。经方之奥妙，虽难穷尽，然笔者始终认为：心存仲景意，研读仲景方，践行仲景法，则治病之机要庶几不偏矣。仲景诺曰："若能寻余所集，思过半矣。"

愿做仲景门下犬，笔者常以此言自勉。仲景医学之道，乃吾一生行医之指南。笔者虽喜用经方疗疾，然绝不排斥时方、验方，乃至针刺、灸法之道亦不偏废。临证之时，或针或药，亦经方亦时方，凡于病家有益之法，皆为余所用。习医，须摈弃门户之见。而独衷仲景者，是因仲景医学乃源头活水，其理法方药，虽变化无穷而法度森严，却万变不离其宗，后世医方大多于此脱胎，故可为万世临证之准绳。

此三载以来，笔者搜读各家解说仲景之医著，检阅日常随心之所录，摘录既往有效之处方，思索临证短捷之门径，趁闲记之，集腋成裘，终成此著。然病证万变，抛砖之作，难以概全。噫！行医之路多艰辛，苦中作乐唯自知。其苦者，病证繁杂，医书汗牛充栋，则不知何舟可适；其乐者，临证之际，每有效者验者，则欣然若得至宝。

叶桂《临证指南医案·华序》曰："良医处世，不矜名，不计利，此其立德也；挽回造化，立起沉疴，此其立功也；阐发蕴奥，聿著方书，此其立言也。"论著中不少观点，新颖而常人少述之，难免有标新立异之嫌。然笔者认为，学术之道，不破不立，立而后破，则学术进步矣。正如南怀瑾曾曰："由来学术诬先贤。"故，知我罪我责我，自有来者也。待到他日蓦然回首，入得藕花深处，返观此书，笔者亦自我罪责矣。

陈滨海于杭州巽溪斋

2021 年 12 月 5 日

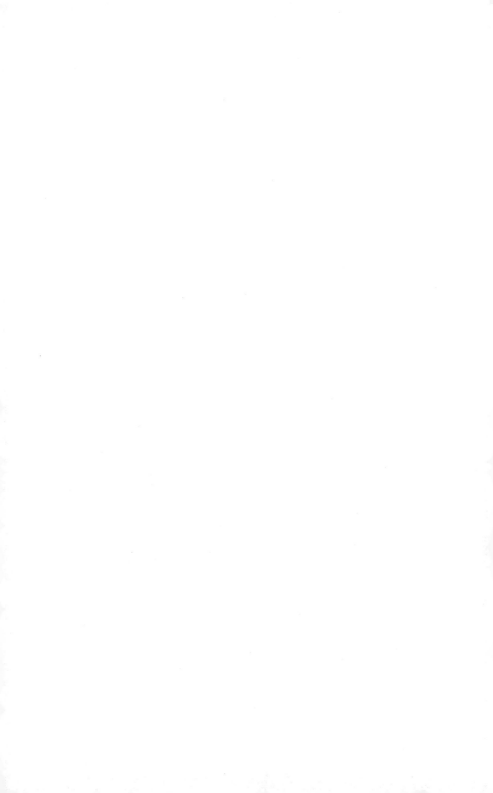